JN127136

エビデンスをめぐる往復書簡

――――EBM実践の向こう側

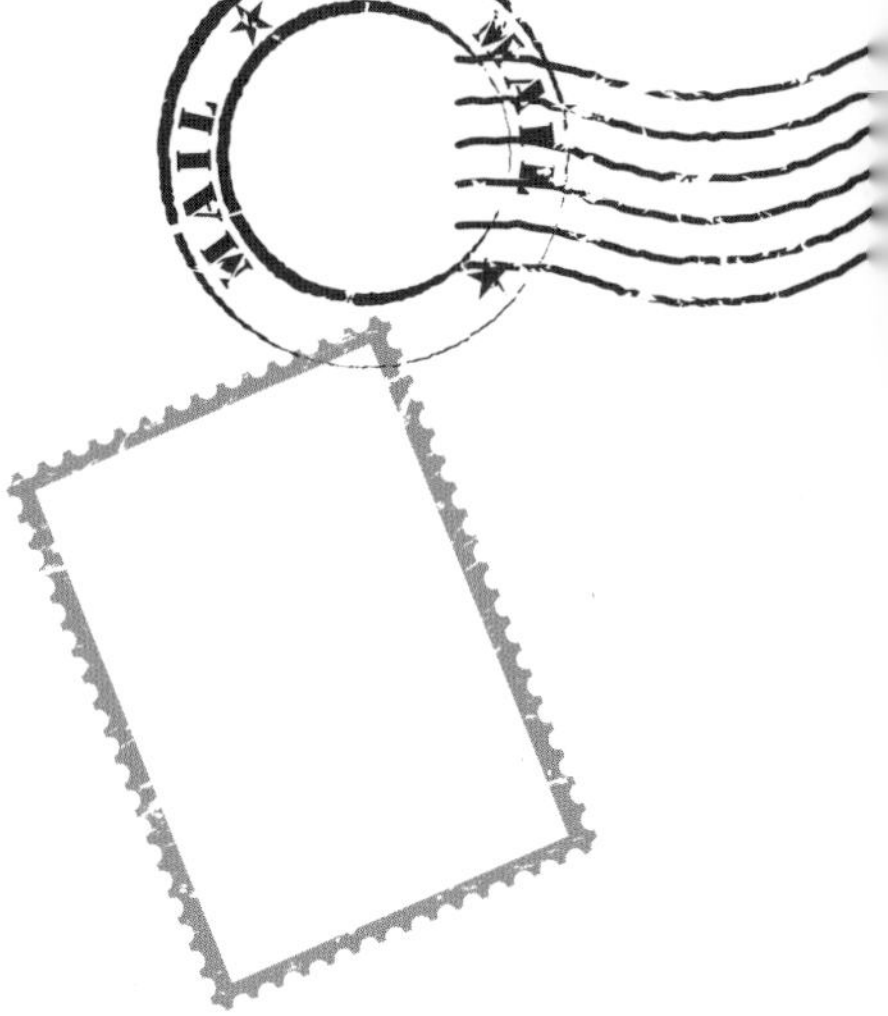

青島周一
徳仁会中野病院薬剤師
名郷直樹
武蔵国分寺公園クリニック名誉院長

中外医学社

序文

「区切り」という言葉があります。とても多様な意味を含む単語ですが、多くの人にとって、「区切り」は何かの目印になるものでしょう。時間的にも空間的にも、僕たちは「区切り」を差し当たりの目標としながら、生活のリズムを構築しています。

2021年。それは僕にとって、師である名郷直樹先生と出会ってから10年という区切りの年でもありました。医学論文を読み続けた10年という区切りの年に、結局のところ論文に示されていることは何だったのだろうか、それは人の生活にどのように関わり、そして僕たち医療者の感情をどう揺さぶるものなのだろうか、あらためて師と対話がしたかったのかもしれません。

対話とは不思議なもので、あらかじめ用意しておいた構想とは無関係な世界へ導いてくれることがあります。それは、いわゆる「言葉のキャッチボール」にイメージされるような何かではなく、キャッチできずに取り損ねたボールを探し回っていると言った方が良いかもしれません。そして、草むらをかき分けた先に見つかるのは、取り損ねたボールなどではなく、新しい世界の入り口だったりします。

本書は医学論文についてではなく、医学論文の取り扱いや、人の生活と医療をめぐる現象の数々を往復書簡という仕方で言語化したものです。疾病だけでなく、そのリスクについても関心の眼差しを深めている現代医療において、僕たちが遭遇する慢性疾病の多くは、疾病というよりはむしろ「状態」です。高血圧や糖尿病の治療が当たり前のように受け入れられているのは、これらの「状態」がもたらすリスクとその管理が、社会的に広く認知されているからに他なりません。このことはまた、高血圧や糖尿病に関する論文に示されている事実とは無関係に営まれている側面があります。

医学論文には少なからず社会的な視点が含まれており、個々人の生活状況とは小さくない隔たりがあります。一方で、隔たりのように感じられるものは実は隔たりなどではなく、社会と個人の間に広がるグラデーションに、医療者の価値観で区切りをつけているだけかもしれません。恣意的な区切りを取り払い、人の生活と社会をつなぐためのかけ橋を作る。本書はそうした試みでもあります。往復書簡に綴られた言葉たちが、健康思想に満ち溢れた生活の中に、ささやかな豊かさをもたらすことができたら幸いです。

2022年3月8日
春の兆しを感じる栃木市にて

青島周一

目次

第一便

第四便

第五便

「こじつけ」性の使い方　79

目的に沿った健全な対応から離れて――集団のデータから個人個人を想像すること　92

第六便

現象を救う言葉と詩人　101

第七便

最終便

第一便 コロナ禍における副腎

from Aoshima to Nago

拝啓

寒さもいっそう身にしみる昨今ですが、先生はいかがお過ごしでしょうか。

時がたつのは早いもので、東日本大震災、そして東京電力福島第一原子力発電所の事故から十年近い月日が流れています。日常が大きく変わってしまった未曽有の複合災害から節目の年を迎える２０２１年、今度は世界中から日常の風景が消え去ってしまいました。日本でも、新型コロナウイルスの感染者数が指数関数的な増加という様相を呈しており、１月８日、日本政府は二度目となる緊急事態宣言を一都三県に発出する決断をしました。医療のひっ迫や医療崩壊という言葉が飛び交うコロナ禍の只中で、僕が先生に初めてお会いしてから、やはり十年がたとうとしています。

十年前の２０１１年といえば、先生がクリニックを開院した年でもありますよね。節目の年に印象的な出来事が重なり、それは偶然なのだとはいえ、何か偶然ではない時間の積み重なりを感じています。

JCOPY 498-01416

メタアナリシスや95%信頼区間のこと

この往復書簡を始めるにあたり、少しだけ先生との出会いの前後を振り返りたいと思います。当時、僕は北関東で複数の店舗を展開している保険薬局に務めていました。２０１１年の2月、あの大震災が発生する1カ月ほど前に、主に内科を中心に診療している病院の門前薬局から、耳鼻咽喉科クリニックの門前薬局に異動することになりました。慣れない仕事に追い打ちをかけるように花粉症シーズンの到来が重なり、多忙な外来業務に消耗しきっていた頃だったと思います。薬局に持ち込まれる処方箋の多くが、向かいの耳鼻咽喉科の処方箋でしたが、同じ市内の二次医療機関の処方箋をお持ちになる患者さんも少なくありませんでした。調剤する頻度が低い薬は、調剤室の片隅にさりげなく置かれたカセッターや、引き出しの奥底にひっそりと眠っており、在庫の位置を覚えるまでは、まるで宝探しのような調剤業務でした。

承認薬で死亡が増える!?

先生との出会いのきっかけの一つは、こうした宝探しの調剤業務の中にありました。持ち込まれた二次医療機関の処方箋には、慢性閉塞性肺疾患治療薬のスピリーバ®（チオトロピウム）レスピマットが3カ月分ほど処方されていました。レスピマットという特殊なデバイスを用いて吸入するこの薬は、２０１０年5月より発売されていましたが、当時の僕はこの薬を調剤した経験がなく、デバイスの使用方法が全く分からなかったのです。折しも薬局内は大混雑しており、調剤室内には殺伐とした空気が流れていました。使い方を調べている余裕もなく、おどおどしながら服薬説明をしていたのですが、幸いにも患者さんご自身が吸入方法を詳しく知っており、その時は無事に薬をお渡しすることができました。

とはいえ、薬剤師として吸入薬の使い方を知らないというのも、あまりよろしくない話です。その日、昼食を早めに済ませた僕は、スピリーバ®レスピマットの使い方を、インターネットで検索してみました。ところが、どういうわけか検索結果の上位に表示されていたのは、スピリーバ®の公式ウェブサイトでも、添付文書情報でもなく、**「COPDへのチオトロピウムミスト吸入製剤により死亡リスク上昇の可能性」**というタイトルのブログ記事でした(1)。

医薬品として承認をうけた薬剤で、死亡リスクが増える可能性とはどういう事なのだろう。もし、これが本当の話なら世の中がひっくりかえるくらいの大問題であるはずなのに、周囲の誰もがこの死亡リスク増加の可能性について言及していませんでした。

ブログ記事にアクセスしてみると、「メタアナリシス」や、「95%CI(信頼区間)」など、当時の僕にとっては意味不明な言葉たちが並んでいます。なんとなく死亡が増えるということが書かれているのは理解できるけれども、どういう論理でこの結果が導き

1　呼吸器内科医「COPDへのチオトロピウムミスト吸入製剤により死亡リスク上昇の可能性」https://pulmonary.exblog.jp/14958100/

JCOPY 498-01416

出されているのか、全く分かりませんでした。

しかし、これは控えめに考えても大変な事態なのではないか。先ほどスピリーバ®レスピマットを調剤した患者さんはどうなってしまうのだろう……。そんな疑問符で頭の中がいっぱいになり、気が付けばブログ記事に張り付けられていた原著論文(2)のリンクをクリックしていました。すると、一瞬にしてパソコンのモニターが英語で埋め尽くされていきます。日本語で書かれた文章でさえよく分からなかったのですから、英語で書かれた文章を理解できるはずもなく、その時はそっとパソコンを閉じました。

2 Sonal Singh, et al : Mortality associated with tiotropium mist inhaler in patients with chronic obstructive pulmonary disease: systematic review and meta-analysis of randomised controlled trials. BMJ. 2011; 342: d3215. PMID: 21672999.

ただ、この出来事は僕にとって小さくない衝撃がありました。今にして思えば、スピリーバ®レスピマットが死亡を増やす可能性ということよりはむしろ、日本で承認された医薬品で死亡リスクが増加するという報告(らしきもの)があるのに、誰も何も言及していないことが驚きだったのだと思います。会社の上司や同僚を含め、身近な医療関係者は少なくともこの情報を知らない、あるいは知っていたとしても軽視しているか無視している。さらには薬剤師会などの職能団体からの公式なアナウンスさえない。これはいったい何がどうなっているのだろうかと。

新しき世界への扉

この報告を知った数日後に、偶然にも来局した製薬会社の営業担当の方に、スピリーバ®レスピマットと死亡リスクの話をしてみました。すると、「それは解析方法によっ

JCOPY 498-01416

てはそうなることもあるんです」。というような曖昧な返事が返ってきたことを覚えています。これはこれで衝撃でした。解析の仕方によって死亡が増えるという結果が得られるのなら、逆に薬の影響とは無関係に死亡が減るという解析結果もあるのだろうか。そもそも解析方法とはいったい何のことなのか。メタアナリシスや95%信頼区間なるものが理解できれば、解析方法も理解できるのだろうか。スピリーバ®レスピマットと死亡リスクの関連性は一体どんな解析によって得られたものなのだろうか。さらには、死亡が増えるというような臨床上、極めて重要な情報が広く周知されていないということの理由は何なのか……。

メタアナリシスや95%信頼区間の意味が分からなくても、僕が偶然に見つけたブログの記事内容が信用するに値しない、いかがわしい情報とは思えませんでした。英語の原著論文へのリンクが張られていたこともその理由の一つかもしれません。いえ、ブログ記事の情報が、正しいのか正しくないのかというよりはむしろ、自分が知らない世界が、これまで気付きもしなかった世界が、この先に確かに広がっているのだという理由なき直観がありました。

副腎に求め続けた10年

最初からメタアナリシスや95%信頼区間という言葉の意味するところを、座学的に学

JCOPY 498-01416

ぶ機会があったとしたら、理由なき直観は得られなかったと思います。統計学や臨床疫学という文脈を知らなかったからこそ、一連の出来事から生じた知的好奇心は僕の意志とは無関係に情動を突き動かしていきました。仕事合間に、暇さえあればメタアナリシスや95%信頼区間をはじめとする統計用語の意味をインターネットで検索をしていました。その果てにＥＢＭという言葉にたどり着いたのです。

「副腎に求めよ」

ＥＢＭ（Evidence-Based Medicine）[3]、それは学生時代になんとなく聞いたことのある言葉の一つに過ぎませんでした。しかし、スピリーバ®レスピマットをめぐる様々な疑問を紐解くには、どうやらこのＥＢＭなるものを学ぶ必要があるのではないか、少なくとも大きな示唆を得られるに違いない、そう考えた僕は「ＥＢＭ　研修会」という2つの言葉でインターネットを検索してみたのです。すると、明治薬科大学の生涯学習講座に、ＥＢＭのワークショップのプログラムがあり、ちょうど参加者を募集しているところでした。そのワークショップの第1回目のセッションを担当されていたのが、かくいう私が手紙を書いている名郷先生だったのです。

このワークショップで配布されたスライド資料の冒頭には、先生の自己紹介、そしてセッションのアウトラインに関する記載がありました。そこまではごくごく普通のワークショップ資料です。しかし、その次のスライドは謎に満ちていました。シンプルなス

3　ＥＢＭとはEvidence-Based Medicineの頭文字を取ったもの。日本語では「根拠に基づく医療」と訳される。端的には、現在利用可能な最も信頼できる情報を踏まえて、目の前の患者さんにとっても最善の治療を行う医療者のための行動指針のこと。最も信頼できる情報とは、一般的に臨床医学に関する研究論文、すなわちエビデンスのことを指す。

JCOPY 498-01416

ライドデザインに「**副腎に求めよ**」④というメインタイトル書かれ、その下に、

・どんな話だと思いますか？

・隣同士話し合ってみてください

という文字が並びます。このセッションはワークショップ形式で行われており、参加者同士でディスカッションできるように、教室室内には4人ほどが着席できるテーブルが8カ所くらい設置されていたと思います。僕が着席したテーブルにも、自分を含め4人の薬剤師がいました。むろん、みなが初対面であり、とりわけ人見知りをしてしまう僕は、簡単な自己紹介くらいしかできず、ただじっとスライド資料を見つめていました。

副腎。それは左右の腎臓の上にある小さな臓器です。薬学的に副腎が出てくる文脈といえば、内分泌系の病態生理と副腎皮質ステロイドくらいなものでしょう。それがEBMと何の関係があるのだろうか。そんな思いを抱えながら小さく首を傾げ、ちらりと周りを見やると、隣に座っていた方も僕と同じように難しい顔をしながらスライド資料に視線を落としていました。

あれから10年、「副腎に求めよ」ということがどういう事なのか、ほんの少しだけ分かったような気もしています。むろん、それは単にそんな気がする程度なものです。ただ、副腎に求めれば求めるほど、この世の中のすべてに靄がかかったような、モヤモヤ

4 詳しくは、p.20コラム参照。

JCOPY 498-01416

した風景が立ち現れてきます。この往復書簡で、あらためて「副腎に求めよ」とはどういうことなのか、先生にご教示いただければと考えています。

健康第一は間違っている

2021年に話を戻したいと思います。一昨年の年末から中国で発生した新型コロナウイルス感染症は、あっという間に世界中に広がり、日本でも深刻な状況が続いています。そのような中で、僕たちは日々、数字と向き合って生活をしているように感じています。

生活を侵食する「数値」

これまで数字といえば、天気予報の確率（あるいは宝くじの番号）くらいしか関心がなかった人でも、新規感染者数の増減を無視して生活することはなかなか難しい社会になりつつあります。あるいは、先行きの見えない社会情勢に、日経平均株価や失業率など、経済指標をより意識するようになった人も少なくないでしょう。これまで以上に数字で表された客観的なデータが、僕たちの生活の中に入り込んできている、そんな気がしてなりません。

数値で表現される客観的なデータの中でも、健康にかかわる数値は、僕たちの生活に身近なものだと思います。血圧、血糖、コレステロールの値などは、まさに生活習慣の数値化と言っても良いかもしれません。しかし一方で、人の生活を豊かにするはずの物差しが、人の生活から豊かさを奪っている側面もあります。生活世界の利便を図るための数字であるはずなのに、逆に数字によって生活世界が不自由なものになっている。コロナ禍における「新しい生活様式[5]」はまさにこのことを象徴しているようです。

「健康的」という価値

先生はいくつかの著作で、健康を第一に考えることは、実は大きな誤りかもしれないという論旨を展開されています[6]。一見すると医療に携わる人からの発言とは思えない主張かもしれません。人の健康を守るはずの医療者が、健康を第一に考えなくてよい、それは間違っているというのですから、なかなか衝撃的です。

ただ、あらためて考えると、健康とは目に見えないものですよね。手で触れることもできません。世界保健機関憲章によれば、健康は「**病気ではないとか、弱っていないということではなく、肉体的にも、精神的にも、そして社会的にも、すべてが満たされた状態にあること**（Health is a state of complete physical, mental and social well-being and not merely the absence of disease or infirmity.）[7]」と定義されています。しかし、すべてが満たされた状態という基準も相対的、あるいは主観的なものにすぎません。結局のところ、自分が健康なのかそうでないのか、何を基準に判断すれば良いのか、あま

5　新型コロナウイルスの感染拡大を長期間にわたって抑止するために厚生労働省が公表した行動指針。新しい生活様式では、身体的距離の確保、マスクの着用、手洗いや、「3密（密集、密接、密閉）」を避ける等の実践が求められる。

6　名郷直樹．「健康第一」は間違っている（筑摩選書）．筑摩書房；2014年。

7　日本WHO協会．世界保健機関（WHO）憲章とは。https://japan-who.or.jp/about/who-what/charter/

JCOPY 498-01416

り明確ではないのです。健康が大事という価値観だけが独り歩きをしていて、インターネットでもマスメディアでも健康になる方法というような情報ばかりが流れてきます。先生はあえて、その方向性とは真逆に突き進んでいる。僕はそこに副腎を感じています。

世の中が目指している健康とは何なのでしょう。健康を維持するというのは、ある意味で数値化された生命の基準値の範囲内を生きることでもありますよね。飲酒量、血圧の値、血糖値、コレステロール値、体重、身長、心拍数、酸素飽和度……。あらゆる数値に正常と呼ばれるような基準があることになっていて、そこから逸脱していれば異常、ないしは不健康というように名指しされていく。健康を目指すということは、集団の平均を目指すことに近いのかもしれません。多様性が大事だと強調されることの多い現代社会ではありますけど、こと健康に関して多様性はむしろ排除されているのではないでしょうか。

例えば、新型コロナウイルスに感染しないことは、健康的であることに違いないと思います。感染症は自分だけでなく、他人にうつしてしまうという観点からも、健康にとって良いものではないでしょう。しかし、新型コロナウイルスに感染しないように健康に気を使えば使うほど、日常から色彩が抜けていくように豊かさが消えていきます。端的には窮屈なのです。僕もこの数カ月、自宅の周辺と職場の往復以外はどこにも外出していません。旅行に行くこともなければ外食もしない。友人と一緒に食事をしたり、カラオケにも行ってない。先生の中島みゆきの生アカペラ⑧を聞きたくても、このコロナ禍

8　プライマリケア連合学会のポリファーマシーのシンポジウム（2019年・京都）で、名郷が、中島みゆきの「世情」を歌ったことがある。「世情」の歌詞に沿って、ポリファーマシーがどんな現象なのか解説した。p．50にも言及がある。

ではどうにも難しい……。

健康を目指せば目指すほど、何かが犠牲になっている。その何かを多様性と呼んで良いのか僕には分かりませんが、少なくとも自由の無さが生活の中に色濃く滲み出たのが、このコロナ禍だと言えるかもしれません。

新型コロナウイルス感染症に限らず、あらゆる健康問題を問題として取り扱えば、同じような状況になることでしょう。この書簡で先生に伺いたいもう一つの大きなテーマは、健康を問題とすることの問題。あるいは、なぜ人は健康を問題にしてしまうのか、ということです。

インターネット上は様々な健康情報で満ち溢れています。それだけ人々が健康に関心を持っていることの裏返しなのだと思います。健康を求めることは「生存」というミッションにおける無意識的な恒常性なのかもしれない。しかし、人は健康に強い関心があるにも関わらず、実は健康的に生きることを欲していない側面があるのではないかと思うのです。本当は健康よりも大切な価値があることにうすうす（時にははっきりと）気が付いている。でもその価値がなぜか「健康」を前にしたとたんに相対化されて見えにくくなってしまう。そんな気がしてなりません。それほどまでに健康という概念には、人の価値を揺さぶる強い力が宿っているように思います。その力の正体について、先生と

JCOPY 498-01416

一緒に考えて行ければ嬉しく思います。

敬具

2021年1月9日

この頃日本は

	社会の出来事	医療の出来事
1月	・新型コロナウイルス感染拡大に伴い、首都圏の1都3県（東京・神奈川・千葉・埼玉）に対し、2度目の緊急事態宣言を発令。その後、2府5県（栃木・愛知・岐阜・京都・大阪・兵庫・福岡）が追加。 ・「大学入試センター試験」の後継となる1回目の「大学入学共通テスト」が開始。	抗ウイルス薬のレムデシビルが「SARS-CoV-2による肺炎を有する患者」へと適応を拡大。

日常と非日常、そして偶然

——外出自粛とめんどくさいの間で

from Nago to Aoshima

拝啓

お手紙拝見しました。なんと始めていいのかよく分かりませんが、まずは、あけましておめでとうございます。おめでとう、なんて言っている場合ではないかもしれませんが、とりあえず人類が滅亡せず、新たな年を迎えられたということで、おめでとうと言っておくことにします。まあ、人類が滅亡しなかったことをめでたがることこそ、「おめでたい」というほかないのかもしれませんが。

ここ20年、原稿の締め切りから解放されることがなかったのですが、昨年の11月締め切りの原稿を脱稿した後、原稿締め切りのない日々が久しぶりに訪れました。そこへ、この手紙でした。ちょっとめんどくさいなあという気持ちもありましたが、大体のことがめんどくさい中で、不要不急の外出を控えよ、という宣言[1]がむしろありがたいという私ですから、ここはひとつ、外出するくらいなら、少し長い手紙でも書いた方がいいのではないか、そんな思いで今、お返事を書き始めています[2]。

1 2021年1月に発令された2回目の緊急事態宣言：この宣言による外出自粛がなければ、この手紙は書けなかったかもしれないし、引き受けることすらしなかったかもしれない。

2 宮野真生子、磯野真穂：急に具合が悪くなる．晶文社．2019年：書簡のやり取りを本にするという企画を聞いて、真っ先にこの本のことを思い浮かべた。近年もっとも衝撃を受けた本の一つである。「偶然」、「出会い」が大きなトピックであり、この企画が似たような内容になる部分もあって、企画を受けるのを躊躇したことをここに記しておきたい。

JCOPY 498-01416

「日常」は「非日常」を含む

手紙を読ませていただき、まず目に留まったのは「日常」というところです。新型コロナ感染症患者(3)が爆発的に増加し、クリニックの外来でもＰＣＲ検査陽性者が毎日のようにいて、訪問診療患者宅でクラスターが発生し、職員も陽性者の濃厚接触者になる状況は、果たして「日常」なのかどうなのか。この先、職員や自分自身にも感染が及ぶことになるかもしれません。そんな日々が、「日常」なのか、そうでないのか。

それは「非日常」だと考えたいところですが、これこそ「日常」かもしれません。そう考えれば、震災も、原発事故も単なる「日常」の一コマに過ぎないと思った方がいいような気がします。そして、この新型コロナ感染症の流行も、同様に「日常」に過ぎないのではないでしょうか。何事もなく、すべてがコントロールされた中で進んでいく「非日常」が「日常」化した結果、「日常」こそが「非日常」化している、というのが今なのかもしれません。

青島さんが「日常の風景が消え去った」というのは、実のところ、すべてがコントロール下にあるというような「非日常」が消え去ったということなのではないでしょうか。「日常」はコントロールできない、そういう当然のことが、震災が起きても、原発事故が起きても、あくまでそれを「非日常」とする世の中がゆるぎないことこそ、一番の問題ではないか、そう疑っています。

3　ＣＯＶＩＤ19と記載するのかどうか迷ったが、日本では一般の人たちにあまり流通していない用語でもあり、ここは学術的な言い方より、自然な言い方の方を採用し、新型コロナ感染症とした。

今こそが「日常」なのだ。そう考えない限り、何も始まらない気がします。そこで改めて、「日常」とは何か、そんな問いから、始めたいと思います。

日常とは、人が生まれ、生き、そして死ぬ中でのことです。それはもう全部「日常」というほかかない。しかし、それは「日常」の始まりに過ぎなくて、そのあと「日常」がどんな風に変遷したか、つまり「日常全体」をどう「日常」と「非日常」に分けてきたかを、まずざっと考えてみたいと思います。

人が無事に生まれる「日常」

まずは「生まれる」ところです。かつては、生まれる際や乳児期に死んでしまったり、間引きされたり、あるいは母も産褥熱や出血などで死んでしまったりということが「日常」だったのでしょう。それ以外の「日常」はあり得なかったわけです。それが長い時間を経て、医学の発達とともに、乳児死亡率も妊産婦死亡率も激減し、無事に子供が生まれることや、母も無事であることが「日常」であるという世の中に変わってきたということですね。２０１９年のデータでは乳児死亡率が出生１０００当たり１・９、妊産婦死亡が出産10万当たり３・３です[4]。

しかし、それでも亡くなる赤ちゃんや母親はゼロにはならず、その部分が少なければ少ないほど「非日常」になり、死産やお産の際の母の死亡は、かつてより大きな悲しみをもたらすという矛盾もあります。その悲しみは、乳児死亡や妊産婦死亡のゼロを目指

4　国立社会保障・人口問題研究
人口統計資料集　２０２１年版
http://www.ipss.go.jp/syoushika/tohkei/Popular/Popular2021.asp?chap=5：私が生まれた１９６１年では28・6で、この60年でも10分の１になっているということに少し驚いている。ただここ５年ではほぼ横ばいだ。死なない日常とその限界の両方が、はっきり数字で確認できる形で示されている。また妊産婦死亡率も50年前には１００と今の30倍という数字だが、ここ10年ではほぼ横ばい。乳児死亡率同様、いずれにしても0にはならないことが示されている。

JCOPY 498-01416

すという方向に進みます。行きつく先は、死産や乳児死亡、妊産婦死亡がない世の中が「日常」という世界です。ただ、その実現はむつかしい。現実にあるのは、それを目指してはいるものの実現できていない過渡的な世界です。乳児死亡も妊産婦死亡もいまだゼロにはなりません。つまりそれが現在ですね。

なんだか青島さんにするにはつまらない話のような気がします。

でも、もう少し続けたいと思います。生きようが死のうが、すべて日常という世界から、死ぬことが日常にならない世界へ向かうと、そこには際限がない。赤ちゃんや母だけでなく、みんな死なない方がいいと、そういう一方向に進んでしまう。誰も死なない「日常」と、死がそこにある「非日常」、そういう世の中のフレームがすでに出来上がっている。実際には、赤ちゃんも死に、お母さんも死に、お父さんも、おじいちゃんも、おばあちゃんも死ぬ世界は変わらないのに、死なないことばかりを「日常」とする世界が出来上がっている。

「日常」と「非日常」の境界

「日常」の変遷の最も大きな変化は、すべてが「日常」であった時代から、「日常」と「非日常」を分けようとした時に始まり、生きることを「日常」とする一方向に進み、死ぬことをすべて「非日常」とみなすような極端を目指すに至ったのではないか。そんな風に考えることもできるのではないかというところです。「日常」は生まれ、生き、というところまでで、死ぬは「日常」から排除されてしまったといってもいいと思います。

そもそも、「日常」と「非日常」の間に線を引くことなど困難です。これも「日常」、あれも「日常」ということにすぎません。世の中に起こるすべては「日常」というほかない。「非日常」などそもそも存在しない。さらには、これまでに起こったことのないことですら、この先に起こる「日常」かもしれません。

「日常」ではあらゆることが起きる。予想もしないことも起こる。それは太古から少しも変わっていないことのように思います。もちろんこれまで起きたことを吟味し、これから起こりそうなことを予想することで、世の中は大きく進歩してきました。しかし、そこには必ず限界があります。今考えなくてはいけないのは、起きたことの分析ではなく、何が起こるかの予想でもなく、その限界についてではないでしょうか。そして、その限界の先も「非日常」でなく、「日常」として受け入れることなのではないかと考えているところです。

青島さんの「日常」という言葉から、ひとまず考えたことを書きました。すべてを「日常」と考えず、一部を「非日常」ととらえる考え方のスタートには、死を避けたいという大きな基盤がありました。しかし死を避けることはできません。つまり生死を基盤に

JCOPY 498-01416

考える限り、「日常」と「非日常」の間に境界などありません。生きることも、死ぬこともどちらも「日常」です。

それでは、生死から離れれば、「日常」と「非日常」は区別できるのでしょうか。一応の区別はできるでしょう。しかし、それは恣意的な区別にすぎません。一部を「非日常」と考えることもできれば、全部「日常」と考えることもできます。そして、ここではまずすべて「日常」と考えてみてはどうかというわけです。

震災⑤も、原発事故⑥も、新型コロナ流行も「日常」にほかならないと思います。そして、それらをすべて「日常」と考える中で「健康」について考えたい。死ぬ中での「健康」、震災が起こる中での「健康」、原発事故が起こる中での「健康」、新型コロナ感染症が流行する中での「健康」です。しかし、多くの人は、震災も原発事故もコロナ感染も「非日常」と考える。これはどういうわけか。そんな風に考えてみたいのです。

「偶然」を排除しない「日常」

その背景の一つに、「偶然」を排除しがちな世の中があると思います。地震を予測し、原発事故を予測し、新しい感染症の流行を予想する、というのが世の中の王道です。たまたま起こったことを仕方ないとは考えない世の中といってもいいでしょう。これまで予想できなかったことも、今後は予想可能な「日常」に組み入れていく努力を怠らない世界です。「偶然」を排除しがちというのはそんなことです。

5 東日本大震災2011年3月11日：この時私自身は、半蔵門のビルの1室で指導医講習会の次のスピーカーとして控室で何人かの講師と雑談をしていた。慌てて出口のドアを開けに行ったことを記憶している。講習会は予定通り進められたが、講演を終了し、帰宅しようとしてようやく事態の大きさに気が付いた。すべての交通機関がストップし、道路は徒歩での帰宅者があふれていた。当時中央線の武蔵境に住んでいた私は、歩いて帰るかと、何となくのんきに考えていたところ、講習会の参加者の一人に声をかけていただき、自宅に一晩泊めてもらい、翌日の電車で帰宅することができた。この時に、寝間着や布団を貸していただき、子供さんと一緒に雑魚寝のようにして過ごした一晩は、今でも時々思い出しては胸がいっぱいになる。なんとのんきな震災体験かと、自分でも恥ずかしいところがあるが、予期せぬ地震と、予期せぬ宿泊の申し出の二つには、どちらも「予期せぬ」という共通の部分もあると振り返っている。

しかし、はからずも、私と青島さんの出会いもスピリーバ®レスピマットが媒介した「偶然」にほかなりませんでした。また、私自身のＥＢＭとの出会いも「偶然」としか言いようがないものです。

予想できることの中だけで生きていては、私もＥＢＭと出会わなかったでしょうし、私と青島さんの出会いもなかったかもしれません。見逃された「偶然」にこそ大きな出会いの可能性が隠されていたことと、先の「日常」の問題はつながっています。私が「副腎に求めよ」といったことも、予想可能な日常だけにこだわっていると、予想不可能な「偶然」の日常を見逃してしまうということでした。

まだ十分まとまっていませんが、ひとまず「日常」、「偶然」ということが大きなキーワードのような気がします。

さらに、この「偶然」を排除しようとする世の中の最大の武器が、「統計学」、確率的なものの考え方でしょう。それについてはこれからのやり取りを通じて一緒に考え、議論していければと思っています。

まだ今回の第一便だけをとっても、まだまだ考えるネタがごろごろ転がっていますが、ひとまず今日はここで。

敬具（こんな終わりでいいのかな）

２０２１年１月11日

6 福島第一原発事故：当時はこれが大事故だという認識はなく、家族を西日本の実家に帰したという同僚の話を聞いても、そこまでしなくてもという気持であった。この大事故が、首都圏に及ぶような事態にならずに済んだのは、現場の人たちの超人的な努力によるものであったことを、後になって知った。この時の現場の人の頑張りを支えたものが何であったのか、「日常」を考えるうえでも重要なことに違いない。それを知らずに生きている日々は、ある意味「非日常」なのかもしれない。

JCOPY 498-01416

COLUMN

副腎に求めよ——関心のない所にこそ重要なものがある。

副腎白質ジストロフィーの病態の研究において、五十嵐正紘先生は、1976年に世界で初めて患者の脳，副腎に飽和極長鎖脂肪酸が蓄積していることを発見した（J Neurochem. 1976; 26: 851-60. PMID: 965973）。

当時、副腎白質ジストロフィーの病態は不明な部分も多く、病因の解明を急ぐ米国の研究者たちは、この疾患の障害部位である脳や脊髄からサンプルを採取していった。日本から留学してきた五十嵐先生がサンプルを得ようとしたときには、副腎くらいしか残っていなかったそうだ。しかし、誰も見向きもしなかった副腎から副腎白質ジストロフィーの病因に関する重要な手がかりが見つかった。

大事なのは、病因の手がかりを見つけたということではない。誰も関心を向けなかった副腎を調べたということだ。物の見方、感じ方、あるいは考え方を基本的なところで規定しているのは、僕らが所属している集団の関心である。それは常識的な価値観といっても良い。しかし、常識的な価値観を一度カッコにいれ、誰しもが関心を向けなかったところに視線を向けてみる。物事の前提を疑い、自分の目で確かめてみる。常識の名において主張されうるすべてのものに対して批判的に物事を考えた先に、それまでの価値観を大きく変革してしまうような偉大な発見があったりする。しかし、病気のメカニズムの解明という結果として得られた業績も、「偶然」、あるいは「運」としか言いようのないものだということもまた強調しておきたい。

（青島）

JCOPY 498-01416

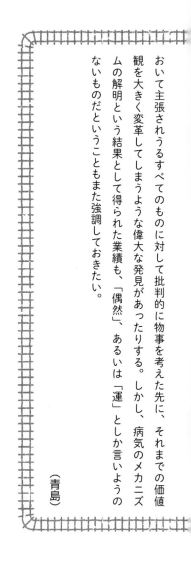

第二便

予測不可能な日常を想うこと

from Aoshima to Nago

拝啓

早速お返事をありがとうございました。新型コロナウイルスへの対応等、お忙しい毎日かと存じます。先生もどうか無理なさらず、ご自愛ください。

先生のお手紙を拝見して、「日常」と「偶然」は何かよく似ているなぁという気がしました。もちろん、言葉そのものの意味に対する類似性ではなく、言葉が使われる文脈、あるいは概念的なものと言えば良いでしょうか。例えば、日常も偶然も、その頭に「単なる」という言葉が良く似合うと思ったのです。

「単なる日常……」

「単なる偶然……」

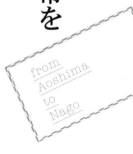

日常と偶然、非日常と必然

日常はどちらかと言えば、当たり前にあるもの、つまりある種の必然性をまとっていて、偶然の産物と呼ぶには、ほんの少し抵抗があったりします。もちろん、日常にも偶然は含まれているのだと思うのですが、非日常と呼ぶ出来事の方にこそ、偶然性はより多く潜んでいるように感じます。それは例えば、偶然のいたずらと呼ばれる何かのように。もし仮に、日常が偶然の賜物であるとするのなら、世の中の出来事は、何一つ見通しがつかないものになります。偶然性をコントロールできる状況を日常、そして見通しのつかない出来事のいくつかを非日常と呼んで区別することは、人の思考のクセのようなものかもしれません。

「『日常の風景が消え去った』というのは、実のところ、すべてがコントロール下にあるというような『非日常』が消え去ったということ」

先生の言葉を振り返りながら、世の中の出来事に含まれる偶然性の度合いを、なんとなく日常と非日常の分節線にしてきたのだなと感じています。そして僕たちは、不思議なことに「単なる日常」を少なからず大切に生きているように思います。「単なる……」にも関わらず。

JCOPY 498-01416

非日常と呼ばれるような出来事の方が偶然の度合いは大きいと考えるのなら、非日常にも「単なる（偶然）」が多く含まれることになります。しかし「単なる非日常」とは、あまり言いませんよね。一般的に、単なるという言葉は、その後の続く言葉の価値を低く見積もる性質があります。偶然と必然であれば、人は必然に価値を置き、単なる偶然は価値の低いものとみなすことの方が多いでしょう。しかし、日常と非日常は、偶然と必然で分節ができる（ように感じる）にも関わらず、人は「単なる日常」を大切に思い、「単ならない非日常」に戸惑いを覚えます。

日常には、あらかじめ人の予期や期待が織り込まれており、コントロールの可能性、つまり必然性と深く結びついています。それゆえ、偶然的要素が多い非日常よりも、日常に価値を置く。ただ、偶然の出会いというような出来事も、人の生活にとって計り知れない大きな価値を含んでいます。日常も非日常も、結局のところ、どちらが価値のあるものなのか、という問いはナンセンスなのだと思います。

日常の一コマを非日常に変えているのは、世界の側の出来事ではなく、その出来事に対する人の関心であり、それはまた人がコントロールできないことに対する恐れや抗い、あるいはコントロールしたいという欲求の表れなのでしょう。つまるところ、人は何かをコントロールしたいからこそ、日常と非日常を、そして偶然と必然をより分けてきたということなのかもしれません。このことはまた、自分自身の身体のコントロール、つまり健康でいたい、健康状態をコントロールしたいという人間の関心や欲求と、日常／非日常、偶然／必然の分節が無関係ではいられないという事なのだと思います。

きっかけをたどる

前回のお手紙の中で、僕はEBMとの出会いや、先生との出会いの「きっかけ」についてお話をしました。この「きっかけ」というのもまた妙な概念です。あらためて「きっかけ」なるものを振り返った時、それを明確に特定できるのだろうかと思ってしまいます。

「きっかけ」というのは、因果関係の原因に相当するものなのでしょうけど、出来事の因果関係というものも、実は脈々と続く時間の積み重なりの中の、ほんの一部分を特定の関心に基づいて切り出しただけなのではないか……と思ってしまいます。薬の効果に例えるなら、「薬を飲ん**だ**、症状が改善し**た**、だから薬には効果があっ**た**」というような、三た論法的[1]な出来事の切り出し方です。

EBMとの出会いも先生との出会いも、そもそも僕が薬剤師でなければ起こり得ない出来事でした。もちろん、その可能性はゼロではありませんけど、確率的には極めて低いはずです。すると、僕がEBMや先生に出会うきっかけは、さらに過去にさかのぼり、

1 現代社会において、「雨乞いをした、雨を降らせることが出来た、だから雨乞いには効果があった」という三段論法を信じる人は少ないだろう。しかし、これが薬やサプリメントとなると状況は一変する。「薬を飲んだ、症状が改善した、だから薬には効果があった」と言えば、偶然やプラセボ的な効果の影響を強く受けているにも関わらず、人は薬そのものに効果があると感じてしまう。このような三段論法を、各センテンスの語尾が「た」で終わることから「三た論法」などと呼ぶ。いわゆる前後即因果の誤謬のこと。

JCOPY 498-01416

高校時代に薬学部に進学したきっかけにたどり着きます。

歴史はどこで分岐したのだろう……

ところが、改めて薬学部を目指したきっかけを考えてみると、これもまた複雑なのです。高校時代に影響を受けた小説の作者が薬学部の出身だったことは、薬学部を目指した大きなきっかけです。しかし、それが唯一のきっかけではありません。当時、国語に苦手意識があったことから、文系への進学をあきらめていたこと。文系への進学をあきらめていたにも関わらず、数学がそれほど得意ではなかったこと（当時の私大薬学部の多くは、受験科目に数学Ⅲ・Cが含まれておらず、出題範囲が狭かったのです）。友人のご両親が薬剤師だったこと。そもそも、その友人との出会いの「きっかけ」は……。とさかのぼると、キリがないですね。加えて、先生が医師にならなければ、僕が薬剤師になったとしても、出会うことはなかったのでしょう。

きっかけをさかのぼれば、関連する無数の「出来事」で溢れかえっており、それぞれが時間経過のなかで隙間なく連鎖しています。無数の出来事の連鎖の中から一つの現在が選びだされるその仕方は、偶然というよりは、運命に近い何か、と言っても良いかもしれません。

「歴史を変えた瞬間」というような言葉を聞くこともありますが、歴史は一体どこで分岐したのだろう……と考えると、分岐という考え方そのものが謎めいています。きっかけとなる「原因」を特定できないのであれば、何かを選択する、あるいは決断するという行為の中に含まれている「意志」の実在性を疑うことができますし、意思決定において自由に選択していると思われている「自由」の存在自体も自明なものではなくなるように思います。自由に意思決定したと思い込んでいても、それも偶然の帰結なのかもしれません。

運と偶然の差異

さて、先ほど運命という言葉を使いましたが、偶然と似た言葉に「運」がありますよね。図らずも自分にとって都合の良い出来事に遭遇したとき、人は「運が良い」とか「幸運に恵まれた」と感じます。例えば、年末ジャンボ宝くじを十枚だけ買ったとします。たった十枚ですから、当選したとしてもせいぜい七等の３００円といったところでしょうか。ところが、抽選会で発表された一等の番号が、手持ちのくじの中にあったとしたら、きっと幸運に恵まれたと感じるでしょう。ちなみに先生は宝くじを買う派ですか？僕はほとんど買ったことがないのですけど……。

確率的にごくわずかであるはずの出来事が現実となった時、僕たちは運のようなものを感じずにはいられません。この場合の運には偶然性が含まれていることは間違いないように思いますけど、その偶然性に何かとてつもなく大きな価値を付与している。運が

JCOPY 498-01416

良いことに含まれる偶然は、少なくとも「単なる偶然」とは別物です。

偶然から必然へのグラデーション

運がもたらす帰結を、人の意志とは独立した制御不可能なものと捉え、人知の及び知るところではない、という観点で眺めてみると、運は運命という概念に近いものなのかもしれません。ところが運命は、偶然というよりはむしろ、それとは対極にある必然に近い意味を帯びています。運と偶然、運と運命、そして必然、それぞれの言葉たちに含まれる意味は、緩やかなグラデーションを形成しながら、一方の端は偶然に、もう一方の端は必然につながっているように思いました。

この世界を、偶然という側面から切り取るのか、それとも必然という側面から切り取るのか、どちらが正しい記述の仕方なのか、合理的かつ客観的な根拠はないのだと気付きます。日常と非日常の境界線もこれと同じように思います。先生の言葉を借りれば、『**「非日常」などそもそも存在しない。さらには、これまでに起こったことのないことですら、この先に起こる「日常」かもしれない**』。

だからこそ僕らは『**起きたことの分析ではなく、何が起こるかの予想でもなく、その限界についてを考えていく**』必要がある。『**見逃された「偶然」にこそ大事なものがある**』。

まさに「副腎」ですね。

統計が示すもの

先生がご提示してくださった「日常」と「偶然」というキーワードを考えてみると、統計学が偶然を排除するための手段である、ということが際立ってきます。薬の効果を検討するために行われる統計的仮説検定(2)も、「単なる」とよばれるような偶然と、薬がきっかけとなってもたらされる病状の改善という、ある種の必然性を区別するための手続きです。しかし、病状改善のきっかけは、本当に薬を飲んだことによってもたらされたものなのだろうか、と問うこともできますし、そもそも統計的に有意というのが、偶然と必然をより分ける合理的な判断基準と呼べるものなのかという問いの立て方も可能です。

人間は確率的に偶然と必然をより分けることで、科学的思考を手に入れてきたように感じています。いわば、日常と非日常が入り交じった混沌とした世界像からの脱却こそが科学の歩みの一つであり、偶然と必然をより分ける手段として、人は統計学を生み出したといっても良いのでしょう。統計学は「偶然」を排除しようとする世の中の最大の武器、まさにモヤモヤとした世界像をクリアにするための特殊な装置です。

2　統計的仮説検定とは、母集団に関する仮説が統計学的に成り立つか否かを、標本のデータを用いて判断する統計手法のこと。ある出来事の成立が偶然では起こりえないことを確率的に示すことで出来事の成立に関する必然性について判断をする。その判断基準として用いられる確率は一般的に5%であり、これを有意水準と呼ぶ。

JCOPY 498-01416

偶然と必然の境界

統計的仮説検定では、5%という確率を偶然と必然の境界線としますよね。偶然的にもたらされた可能性が5%を下回れば、医学的な介入による必然的な出来事と判定します。しかし、この5%という基準に何か客観的な根拠があるわけではなく、習慣的に5%が用いられているに過ぎないということには小さくない驚きがあります。有意水準といえば聞こえは良いですけど、厳密な数学を基礎とした統計学においても、示された数値に価値や意味を付与するのは、やはり人間ということなのでしょうか。

現代医学が科学であるためには、医療がもたらす帰結に対して、それが偶然の影響なのか、必然的にもたらされた結果なのかを、明確に線引きしておかねばならないという前提があるような気がしています。そうでなければ、いわゆる「トンデモ医療」と「正しい医療」の区別がつかなくなってしまうからです。偶然でも必然でもないと言ってしまえば、どんな治療も正当化され得るし、どんな治療も否定できてしまいます。

偶然と必然をより分けているのが習慣的な5%なのだとしても、人それぞれの根拠なき、非合理的な主観に委ねられているよりは、いくらか良いのかもしれません。不確実性が存在することを問題とすれば、どうにも話が行き詰まってしまいます。不確実性の使い方が健全なものかどうかを問題としたとき、統計にもささやかな客観性が宿るのではないかと思うのです。むろん、それが健全かどうかを判断するのもまた人の認識なのですが……。

科学的に考えるということは、予測可能な日常を考えることなのかもしれません。ただ、予測不可能な日常を科学はどう扱うのだろうか、それとも、もはや科学とは言えない何か（例えば占いのようなもの）でしか扱えないものなのでしょうか。統計的有意差が、そのまま実際的な生活レベルの差異に置き換え可能ではないにしても、僕たちは統計を使って薬の効果を語るということなしに、生活世界における薬の効果を科学的に論じることは難しく思うのですが、先生のお考えを伺うことができたら嬉しく思います。

敬具

2021年1月16日

JCOPY 498-01416

「きっかけ」もまた「偶然」
──「全体」の大部分は偶然

拝啓

青島さんの手紙を読むと、いろいろなことがぐるぐるめぐって止まらなくなります。ただ、めぐり過ぎて、医療とか、健康とかいう話題からどんどんそれてしまう。未だ、日常、偶然、きっかけ、みたいなことから離れられずに書き始めています。

そう書き始めて、なかなか次に進めない。整理がつかず、訳が分からなくなりそうです。でも手紙ってそういう方がいいのかなとも思います。

「きっかけ」について考える

『きっかけ』というのは、因果関係の原因に相当するもの」という部分が引っかかっています。

青島さんの薬学部進学から、薬剤師になり、ＥＢＭと出会いという流れは、私にもそのまま当てはまります。家庭の事情により、学費免除、生活費貸与という大学に入学し(1)、その流れに乗って医師となり、求めるわけでもない中でＥＢＭと出会い(2)、と同じように書けます。家庭の事情がきっかけで、医師になったことがきっかけで、ＥＢＭと出会ったことがきっかけで、というわけです。

そこには青島さんが指摘するように「関連する無数の『出来事』」があふれかえっているというわけですが、さらには「関連しない無数の『出来事』」もあふれかえっています。この「関連する／しない」という区別は、事後的に関連付けられるだけで、その場その場ではなんだか分からず、区別がむつかしいもののように思います。どちらもきっかけになりえます。

私自身が日々ＥＢＭを実践しながら臨床をしていることに、医学部進学が関連しているというのも、医学部に進学した時点でＥＢＭに結び付けることはできません。あくまで振り返って関連付けることができるだけです。あふれかえっているのは「関連するかどうか分からない無数のこと」に過ぎません。そう考えると、「きっかけ」という言葉は、関連付けということより、何が関連しているか分からない現実をよく表しているように思いました。

『きっかけ』というのは、因果関係の原因に相当するもの」という面もありますが、それもまた事後的なものです。むしろ関連しているかどうかは分からない、原因かどうか分からないが、そこから始まった、みたいなことが「きっかけ」で、因果を表すとい

1 自治医科大学：学費免除、生活費貸与（現在はない）し、卒業後の9年間の義務年限のうち半分以上を出身県のへき地医療に携わることで返還が免除される。私自身は医学部志望だったわけではなく、家庭の経済状況の悪化が背景にあり、学費免除、生活費貸与があったために自治医科大学を志望したのが現実だったように振り返っている。全寮制の個室で大学生活を始めたが、家庭を離れ、一人暮らしが実現したことの喜びが大部分で、医学に対する興味はその喜びに比べれば、あるのかないのかはっきりしない程度のものであった。

2 名郷直樹．「人は死ぬ」それでも医師にできること．医学書院 ２００８年．p.42：4年間の最初のへき地診療所勤務を終え、はっきりした目的もなく、一から出直すつもりで母校の地域医療学教室に戻ることだけを決めた。戻るにあたって何か予習した方がいいものがあれば教えてくださいと大学の先輩に尋ねたところ、サケットの「Clinical Epidemiology」

JCOPY 498-01416

うより、むしろ「偶然」を表す言葉のような気がします。

きっかけを因果でとらえるというのは、「高血圧が原因で脳卒中になる」というのも「高血圧がきっかけで脳卒中になる」というのも、どちらも因果でしかとらえられない世の中に生きているからではないでしょうか。「きっかけ」を因果でなく、偶然の中でとらえると、高血圧も違ったものに見えてきます。論文を読み込む作業は、まさにそんなプロセスでした。

高血圧があっても脳卒中にならないことはあるし、高血圧がなくても脳卒中になることはある。もちろん、高血圧で脳卒中になる人が、高血圧がなく脳卒中になる人より確率的には多く、集団に対しては因果をもって高血圧と脳卒中が関連付けられますが、個人個人で見れば、高血圧で脳卒中になる人と高血圧で脳卒中にならない人のどちらに入るかは、偶然としか言いようのないものです。

高血圧の人に脳卒中が多いことを示す論文も、見方を変えればそんな風に読めます。それを高血圧は治療して血圧を下げないと脳卒中になって大変だという部分にのみつなげていくのは、高血圧と脳卒中の関連というより、脳卒中を少しでも減らしたい世の中の方に関連しています。

高血圧がなくて脳卒中になった人に対しても、高血圧はないが、肥満のせいだとか、高血圧も肥満もない人はたばこのせいとか、あるいは、食事のせい、運動不足のせい、いくらでも関連付けることができます。しかし、肥満もなく、タバコも吸わず、食事や

を読んでから来なさいと言われ、言われるがまま手にしたこの本がEBMとの出会いであった。ただ読み始めたら面白くて止まらなくなってしまい、その止まらない勉強が今の自分につながっている。たまたま尋ねた大学の先輩からの一言が、その後の30年以上の自分の方向性を決めてくれた、私にとっての「副腎」であったのだ。

JCOPY 498-01416

運動に気を付けていても、脳卒中になることがあります。そうなると「運が悪かった」ということになるのでしょうか。「運」となると、かなり「偶然」に近づきます。「偶然」とは、因果を考え尽くした先の関連付けることができない「運」としか呼べないものの、さらに先にあるものということでしょうか。

「偶然」としてのきっかけ

因果では説明できない、因果の先にある「運」、さらには、どうにもコントロールできない「偶然」、そんな整理ができたようです。そして世の中の方向は、その「運」の中に特定できる因果を探し、「偶然」と呼ばれる中にも関連を求めるというものでしょう。

例えば、どういう遺伝子を持っているかなんて「運」、「偶然」という気がしますが、そこにも、遺伝子に合わせて個別の医療とか、遺伝子自体を操作するような治療とか、そんな流れがあります。因果の延長線上に位置づけられる「偶然」は、いずれ因果に取り込まれてしまうものというのが、世の大きな流れです。ただそれは今の世の中の流れに過ぎない。かつては、全部が「運」、「偶然」という世の中が主流であったような気がします。

だから、今の世の中の次には、また「全部が偶然」という世の中が戻ってくる可能性

JCOPY 498-01416

だってある、というのが今考えていることです。「きっかけは因果というより偶然」、という話に戻ってきました。全部が「偶然」なら、きっかけももちろん「偶然」です。自分自身のこれまでを振り返った時にも、その方がしっくりきます。「偶然、生まれ」、「偶然、医者になり」、「偶然、EBMに出会い」、「偶然、開業し」、ということです。

「世の中は偶然に満ちている」

赤瀬川原平の『世の中は偶然に満ちている』③という本があります。彼が残した日記の中に「今日の偶然」と題された部分があり、それをまとめたものが本書の大部分です。適当に開いてみると、次のようにあります。

> 四月四日（水）
> 【偶】小田急ハルクに金をもって支払いに行く途中、大分のカメラマン石松健男にバッタリ。（以下略）

これだけだとなんだか分からないですが、こうしたバッタリ出会うことが繰り返されるのです。たまたま開いた2ページの中に5回、6人とのバッタリの出会いが書かれている。これって本当に偶然？と思うくらい、頻繁にいろいろな人にバッタリ出会う。でもなんとなく分かります。決してうそとは思えない。赤瀬川原平はそうなのだと。

3　赤瀬川原平．世の中は偶然に満ちている．筑摩書房．2015年。

赤瀬川原平は「路上観察学会」④を立ち上げたり、『目玉の学校』⑤という著書があったり、ともかく「見る人」です。見えるものは全部見る。見たいとか見たくないとかに関係なくです。見たいものを見ているだけでは「偶然」をとらえることはできない。全部を見なければなかなか「偶然」とは出会えない。そういうことではないかと思います。

自分の周りで起きていることを全部書いていくとしたら、そのほとんどは「偶然」としか言いようのないもので、「偶然でない」ものの方がはるかに少ないといえば、当然のことかもしれません。多くの人は、赤瀬川原平ほど広い世界を見ておらず、関心のある「偶然でない」ものばかり見ているために、赤瀬川原平の「偶然」の出会いの多さにびっくりするだけで、全部を見れば、大部分は「偶然」としか言いようのない、物や人と関わる、無数の出来事、あるいは出会いがあるということを、この本は示しているように思います。

「偶然と必然」

赤瀬川原平の本に引き続いて、J・モノーの『偶然と必然』⑥も久しぶりに開いてみました。学生の時に読んで以来だったかもしれません。すると、たまたま開いたページに、赤線が引いてある。

「まったく盲目的な遊びの中からは、そのことの定義から言って、なんでもあらゆる

4 路上観察学会とは、路上に隠れる建物や看板、張り紙など、通常は景観とは見做されないものを観察する団体のこと。学会を名乗っているわけではなく、学会的運営をしているが、赤瀬川原平を中心に文筆家、美術家、漫画家らを本の出版に合せてまとめた集団である。

5 赤瀬川 原平. 目玉の学校（ちくまプリマー新書）. 筑摩書房・2005年。

6 ジャック・モノー（著）, 渡辺格（翻訳）, 村上光彦（翻訳）. 偶然と必然―現代生物学の思想的問いかけ. みすず書房・1972年。

JCOPY 498-01416

ことが出てくることが可能である」とあります。「盲目的な遊び」、つまり偶然の中からあらゆるものが出てくる可能性があるということです。

ここまで書いてきたのは、「起こったことのすべての中には多くの偶然がある」ということですが、ここではその逆です。「偶然からすべてが生じる」ということです。始まりも終わりも「偶然」、ということでしょうか。「偶然からすべてが生じ、そのすべての大部分は偶然である」、一応の結論が出たようです。

全体は「偶然」から生じ、「偶然」は全体の中にしかない

「偶然」が認識できるとは、広い世界を見ているということです。その広い世界は、「偶然」から生じています。そして我々は例外なくその偶然から生じた広い世界で生活しています。さらにそこから生じたものもまた偶然で、その世界全体を見なければ「偶然」は見えてきません。全体の中にしか「偶然」はない。狭い世界では「偶然」は起こらない。

「偶然」と頻繁に出会うような、広い世界で生きていたい。数日の間に数人と偶然出会うという赤瀬川原平ほどでないとしても、一生の間には偶然、何かに、誰かに出会うように生きたい。さらに、関心や因果から離れて、盲目的に生きれば、そこからはすべてが生じ、容易に多くと出会うことができるのが、夢どころか、現実ではないか、そん

なふうに思います。

そうした容易に実現されるはずの現実が、なかなか実現しない。それは、関心、因果だけを見ていると、ほとんどのものが見えなくなるということではないか。そして、現代とは、見たいものしか見なくなって、「偶然」を排除してしまった世の中なのかもしれません。

「出会い」

一応の結論が出たようですが、最後に、青島さんと私の出会い[7]について少し書いておきたいと思います。

青島さんと私の出会いも、無数の出会いの中の一つに過ぎません。この出会いだけがあったということはありません。ほかにもたくさんの出会いがありました。そのたくさんの出会いがあったからこその出会いです。それはやはり「運命」というより「偶然」ではないでしょうか。

「運命」というと、その出会いだけがあればよいと言ってもいいようなものに思えます。しかし現実にそんなことはありません。どの出会いも「運命の出会い」になる可能性があった。「副腎」の話はまさにそういう話でした。「副腎」はいたるところに転がっている。意志とか関心とかに関係なく、目の前のものに向き合ってみたら、それが案外「運

7　明治薬科大学生涯学習講座：2006年から2013年までEBMの部分を担当した。青島さんが参加したのは2011年ということだが、おぼろげな記憶では、講師から見て左側の一番前のグループに青島さんがいたように記憶している。5〜6人が1グループとなり、講義とグループディスカッションを繰り返すワークショップ形式で、週3時間のコマで3週間のコースであった。当時のシラバスには、講義の目標として、1．EBMのステップに則った自己学習を継続できる薬剤師育成、2．薬物治療についての適切な情報提供ができる薬剤師育成、3．地域で他職種の小グループの勉強会を立ち上げ生涯学習の核となる薬剤師育成の3つが挙げられているが、これは青島さんによってすべて実現された。ただこのコースは薬学部の6年制への変更に伴い終了した。

JCOPY 498-01416

命の出会い」だったりする。現実には「単なる偶然」です。別に他の出会いでもよかったのです。でもそれでいいではないですか。青島さんと私も出会いも、そんなふうに考えています。

敬具

2021年1月23日

第三便 生活世界という名の豊さ

from Aoshima to Nago

拝啓

先生がご紹介して下さった赤瀬川原平さんの**「世の中は偶然に満ちている」**と**「今日の偶然」**を巡るお話がとても印象的でした。

「見えるものは全部見る。見たいとか見たくないとかに関係なく」

「副腎に求めよ」と、「全部見る」ということが、偶然と必然をめぐる議論の中で綺麗に重なったような気がしています。そして**「多くの人は、見たいと欲する現実しか見ていない」**というユリウス・カエサル[1]の言葉には、この世界の理解の仕方に関わる大切な示唆が含まれているように感じました。

何かを理解するとは、特定の関心に応じて世界を切り取ることに他ならず、それは極めて創造的なプロセスであると同時に、世界の単純化であり、視野の狭窄を迫るものな

1 ガイウス・ユリウス・カエサル（紀元前100年～紀元前44年）、共和政ローマ末期の政治家、軍人であり、文筆家。

JCOPY 498-01416

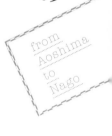

のでしょう。「何かが分かる」ということは、世界の出来事そのものにアクセスできているわけではなく、世界の解釈の仕方と言っても良いのかもしれません。そういう意味では**「事実というものは存在しない。存在するのは解釈だけである」**というニーチェ[2]の言葉もとてもリアルに感じられます。「何かを分かる」ことによって、僕らはいくつかの出来事を永遠に見失う、そんな気がしました。

ひとたび物事に関心が向いてしまうと、それを理解しようとせずにはいられない。そんな欲求、あるいは生物学的な本能のようなものが人間にはあるのだと思います。目先の状況を取り急ぎ理解して、その場で意思決定することは、生命の危険を回避することにつながります。天敵に襲われそうになった小動物が、周囲の状況を理解して、危険を感じたらとっさに逃げ出すように。むろん、行動経済学でいう限定合理性[3]のように、その場の判断が必ずしも合理的でないにしてもです。だからこそ、キッカケを「創造」することによって、理解という名の物語（ナラティブ）を生み出すのが人間（あるいは生物種すべて）なのかもしれませんね。このナラティブこそが、良くも悪くも人の「生活」を基礎づけているようにも思います。

多面的に考える

ＥＢＭの勉強を始めたころ、先生のワークショップが開催されることを知るたびに、

2　フリードリヒ・ヴィルヘルム・ニーチェ（1844年～1900年）ドイツ・プロイセン王国出身の哲学者、古典文献学者。

3　人は合理的であろうと意図しているにも関わらず、認識能力の限界によって、限られた合理性しか持ちえない。このことを限定合理性と呼ぶ。

参加を申し込んでいたように思います。論文の結果を活用するセッションで、先生が度々おっしゃっていたのは**「多面的に考える」**ということでした。

論文結果を多面的に考えるということは、例えばプラセボのような対照治療群に対する実薬治療群のイベント発症率の比（相対危険）だけでなく、その絶対差④など、いろいろな視点で研究結果を眺めることだと考えていました。イベントを発症していない人で比較すれば、たとえ実薬群とプラセボ群に有意差があろうと、人の生活においては、微細な出来事の一つに過ぎない側面が垣間見えてきます。ただ、今にしてこの多面性について思うのは、統計的な指標そのものから関心を引き離し、介入とその効果というような因果的必然性からの脱却、すなわち偶然を見つめようとする眼差しなのではないかと感じています。

もちろん、1型糖尿病患者に対するインスリンや、気管支喘息患者に対する吸入ステロイド、あるいは感染症予防のためのワクチンなど、介入による効果サイズが大きく、その因果がはっきりしているような医療も少なくありません。それにも関わらず、こうした介入の効果について**「起こったことのすべての中には多くの偶然がある」**という観点からも、**「偶然からすべてが生じる」**という観点からも、偶然の影響を語ることは可能です。前者の一部は偶然誤差、すなわちαエラー⑤という説明の仕方が出来るでしょう。しかし、そもそも1型糖尿病や気管支喘息という疾病を患うこと自体が偶然に満ちていますし。その治療効果の大きさ決定づけている要素もまた、薬理学的作用機序で説

4　ここでいう絶対差とは絶対危険減少（Absolute Risk Reduction）のこと。治療効果を示す統計指標の1つで、対照の治療法のイベント発生率と評価する治療法のイベント発生率の差。

5　本当は統計的に有意な差がないにも関わらず、差があると判断してしまうエラーをαエラーと呼ぶ。αエラーは、偶然によって生じた差を統計的有意な差と誤認してしまうことによって生じる。他方で、本当は統計的に有意な差があるにも関わらず、差がないと判断してしまうエラーをβエラーと呼ぶ。

JCOPY 498-01416

明できない偶然性（遺伝的要因や環境的要因など）を含んでいます。社会疫学で言う健康の社会決定要因（Social determinants of health）[6]もまた、突き詰めれば偶然の重なりの果てにあるのでしょう。何かを力任せに押せば、その何かが動くように、介入による帰結が明確な因果で語られることは少なくないですけど、「多面的」に考えれば、押されるような物体が目の前にあること自体が偶然であり、その物体が手で押せば動くほどの質量をまとっていることもまた偶然なのだと気が付きます。

だからこそ、必然性を感じるものだけに関心を奪われてはいけない、**「見えるものは全部見る。見たいとか見たくないとかに関係なく」**。このことはまた、先生の言葉（正確には先生のお師匠様の言葉だったと記憶していますが……）**「全体を取り扱う方法を考えよ[7]」**、ということに繋がっていくのかなとも感じました。必然に対する関心から身を引き離し、全体の中にその事象を位置付けたとき、必然に見えたものは偶然の一コマだったことが見えてくる気がするのです。まさに非日常に見える世界も、日常の一コマに過ぎなかったということですね。

自然の数学化と尋問する言葉

しかし現代社会は、あるいは人はそもそも偶然という出来事に対して、なにがしかの不安を覚えてしまいます。**「見たいものしか見なくなって、「偶然」を排除してしまった**

6　個人または集団の健康状態に違いをもたらす経済的、社会的状況のことを健康の社会決定要因と呼ぶ。人の健康状態は病態生理学的な要因だけでなく、居住環境や生活水準、教育水準など、社会・経済的な要因の影響を強く受けていることが知られている。

7　元自治医科大学地域医療学教授五十嵐正紘先生の言葉。「名郷くんねぇ、分析の時代が終わってこれからは全体を取り扱う方法が重要だよ」。

世の中」の成立には、フッサールが、ガリレオに端を発する近代科学を「自然の数学化」[8]と言って批判したように、本来は数値で表すことが困難であるはずの生活世界の出来事が、科学技術の発展により、客観的なデータで容易に取得できるようになった時代背景があるのだと思います。

今日、雨が降らないことも、現代を生きる僕たちにとっては必然的なものです。雨が降らないことを必然的というのも語弊があるかもしれませんが、科学技術の発展は、少し先の未来の出来事について、偶然ではなく必然のものとしてとらえることを可能にさせています。気象学の発展、気象衛星やデータを解析する高度なプログラムの開発などによって、気象予測の精度は高まり、一週間先の天候が容易に把握できる時代です。だから今日、雨が降らないことは（すでに一週間前から知っているという意味で）必然であり、逆に予測が外れて雨が降ることに対して、偶然に予測が間違っていたと感じます。まるで必然と偶然が入れ替わってしまったように、本来は偶然だらけの世界であるはずが、身の回りで認識できる物事の多くは必然だったりします。

これは医療や健康にとっても同じことが言えますよね。血圧計が存在しない世界を考えてみれば、そもそも血圧という概念さえ無かったかもしれません。そんな世界で、脳卒中を起こしてしまったとしても、その「きっかけ」や「原因」を知る由もない。だからこそ、たまたまそうなってしまった、というような偶然を受け入れて生きていけるよ

8　自然の数学化とはオーストリアの哲学者、数学者であったエトムント・フッサール（1859年～1938年）が著書『ヨーロッパ諸学の危機と超越論的現象学』の中で展開した概念である。フッサールによれば、ガリレオ・ガリレイによって物理学の基礎付けに数学が導入されて以降、自然は数式によって理念化され、僕たちはこの理念こそが世界の真理だと確信するようになったという。しかしフッサールは、科学的な世界理解に先立って、常に自明のものとして僕らに与えられている「生活世界」こそが、あらゆる意味の形成と存在妥当の根源的地盤だと考えた。

JCOPY 498-01416

うに思います（そもそも偶然／必然を意識する機会すらないかもしれません）。

しかし、血圧という言葉が医学的に定義され、高血圧が脳卒中の危険因子であることが分かり、血圧を下げることで脳卒中のリスクが低下するという知見に加え、日常生活においても、血圧の数値化が当たり前となれば、僕たちは血圧の値と脳卒中の繋がりにどうしても関心が向いてしまうでしょう。そこに偶然の要素が入り込む余地は少なく、脳卒中の危険因子が必然的に脳卒中を起こすものとして、生活世界に入り込んできます。塩分を控えよ、適度な運動をせよ、カロリーを控えよ、血圧の薬をしっかり飲みなさい、禁煙しなさい、飲酒を控えよ……というように。偶然が考慮されなくなった現代医療において、医療者から発せられる言葉は尋問する言葉に近い気がしています。

喫煙と生活の豊かさ、そして健康

日常／非日常の区別から偶然／必然、そしてきっかけや運命まで話が巡りましたが、偶然が考慮されなくなった医療や健康についてもう少し考えてみたいと思います。第一便でも少し触れましたが、新型コロナウイルスの感染が拡大する中で、「新しい生活様式」という提案がありました。ただ、それ以前にも「生活習慣を改める」という価値観は、健康を維持するうえで、正しいこととして認識されてきました。健康のために生活習慣に配慮することは、確かに正論なのでしょう。しかし、同時に生活の中から多様性を奪う力をもった正論でもあります。

現在では想像することも難しいのですが、かつて電車内で喫煙をすることができた時代もありましたよね[9]。ところが徐々に禁煙化が進み、列車内の一部で喫煙できる場所が存在するのは、２０２１年現在で東海道・山陽新幹線と九州新幹線、在来線では寝台列車の「サンライズ瀬戸・出雲」のみだそうです。

20代の頃、一人旅をするのが趣味で、列車を乗り継ぎながら日本各地を旅しました。その当時、喫煙者であった僕は、特急列車のボックスシートに深く腰掛け、缶コーヒーを片手に車窓を眺めながら煙をふかしていました。それは僕にとって、とても充実した時間をもたらしてくれましたが、現代社会では不適切な行為という事になってしまうでしょう。

喫煙習慣と生活の豊かさをめぐる議論では、健康増進法の改正が記憶に新しいと思います。２０２０年4月以降、飲食店、オフィス、宿泊施設、商業施設、児童福祉施設、行政機関などでは原則、屋内禁煙となっています。飲食店で親しい人と、煙草を吸いながらゆっくり会話をする、仕事の合間にほっと一息入れるための喫煙、そうした生活、あるいは文化のようなものがまた少しずつ消えていく瞬間とも言えるかもしれません。

コロナ禍では、生活習慣に感染予防という要素を大きく取り入れ、これまであまり関

9 日本国有鉄道が鉄道の運営をしていた頃、通勤形車両を使用する列車以外では、全車両で喫煙可能であった。子供のころの記憶なので曖昧だが、東海道線の車内ボックスシートの窓際に、小さな灰皿があったのを覚えている。
　しかし、１９９７年から２００６年にかけて、ＪＲ各社において車内の全面禁煙化が行われ、一部の夜行列車を除いて普通列車内で喫煙はできなくなった。

JCOPY 498-01416

心をはらわれなかった対象にさえ、感染リスクという概念が付与されるようになりました。感染拡大は阻止せねばならないという価値は強いものです。しかし一方で、僕たちの文化的な生活に大きな変容を求められる側面もあります。感染症に限らず健康を維持することと、不健康を許容すること、そのバランスをどう調整していけば良いのかという問題が顕在化する局面は少なくありません。そして、偶然を排除し必然的なことに関心が向かいがちな現代医療は、往々にして、健康を維持することを生活の目的とするのでしょう。不健康を許容し、その果てに病気になってしまったら、病気の原因のすべてを不健康のせいにしてしまう。

健康を目指す社会の果てに

健康を維持することが正しい、という価値観へのアンチテーゼとして、熊代亨さんの『**健康的で清潔で、道徳的な秩序ある社会の不自由さについて**』という本には示唆に富む文章が溢れていました。

> **「後世の人々から見ても、この目的と手段のひっくり返ったような2020年の健康をめぐる風景は、健康のためのテクノロジーや知識に通念が引っ張られた、アンバランスな一時代として顧みられるのではないだろうか」**(10)

10 熊代亨．健康的で清潔で、道徳的な秩序ある社会の不自由さについて．イースト・プレス．2020年．p．41．

「医療者は統計学的・生物学的なエビデンスに基づいて健康リスクを語るが、何が良いことで何が悪いことか、健康や長寿は何のためのもので、何のために生きるのかについては語らない」(11)

なんとなく……ですけれども、「科学の知だけが唯一可能な知だとする信仰」というように科学主義を批判したフッサールの想いを重ねて読んでしまいます。数式によって理念化された世界だけでなく、あらゆる科学的な常識をいったんカッコに入れて、目の前の生活世界を眺めてみること。つまり非科学的なものも含めて全部みる。そこにある沢山の偶然の存在に気が付けるかどうか。

ただ、「非科学的なものも含めて見る」なんていうと、ＥＢＭのプロセスとは真逆の考え方と捉えられてしまうかもしれません。健康を目指すという社会の只中で、ＥＢＭを実践するとはどういう事なのか。そしてエビデンスとどう向き合えば良いのか。先生のお考えを聞かせていただければ嬉しく思います。

少し先の未来予測と豊かさ

僕たちは、不健康であるものをできる限り排除しようとする社会に生きていますが、

11　熊代亨．前掲．p．116．

JCOPY 498-01416

その傾向は今明らかな不健康因子だけではなく、「潜在的」な不健康因子にまで及んでいます。

2019年5月、第十回日本プライマリ・ケア連合学会学術大会の教育講演ではポリファーマシーをテーマに、先生にお話をして頂きました(12)。ポリファーマシーの問題が語られる際に、必ず言っても良いくらいに登場する概念が、潜在的不適切処方(Potentially inappropriate medications)です。ただ、たびたび僕が感じているのは「潜在的不適切」という概念を問題にするのであれば、それはポリファーマシーに限った話ではないということです。健康ディストピア的な社会において、潜在的に不適切なものなど薬の多剤併用以外にたくさんありそうです。それこそ飲酒や喫煙は潜在的不適切でしょうし、食品ごとに「不適切指数」のような数値で不適切性の度合いを可視化すれば、明確な序列をつけることができるでしょう。まさに自然の数学化、あるいはSF的な世界かもしれませんが、すでにこうした事例を現実世界で見出すことは可能です。

例えば、ファストフード店のメニューに記載されているカロリー数だって似たようなものかもしれません。程度の差はあれ、健康やダイエットに関心があるのなら、表示されているカロリー数を意識せざるを得ないように思います。僕らはすでに自由に食を楽しめない世界に投入されているのかもしれません。

12 「ポリファーマシーと言われる中で起きていること——構造主義医療の視点から」。スライドは以下で閲覧可能。slideshareホームページ。https://www.slideshare.net/naokinago/polyph2019

JCOPY 498-01416

過去の自分の行いを後悔し、あの時に戻って人生をやり直したい、そんな風に思うことがあります。あの時に戻れたのなら、きっとこうするのに……というような想いです。他方で、未来は予測できないからこそ、人は幸せになれるのかな、という気もしています。

健康状態を含め人の未来を予測すること、それが高精度で実現可能になったとき、効率的で利便性の高い社会システムが実現するのかもしれません。ただ、人の幸せや豊かさは少なからず再定義されることでしょう。先が分からないからこそ、偶然もたらされる幸せや驚きを純粋に享受できる、そこに生活世界という名の豊かさが育まれていく、僕はそのように思うのです。

敬具

2021年2月1日

この頃日本は

	社会の出来事	医療の出来事
2月	・日経平均株価が30年半ぶりに30,000円台を回復したのち、歴代10番目の下落幅を記録。 ・テニスの四大大会の一つ、全豪オープンで20日、女子シングルス決勝が行われ、大坂なおみが2年ぶり2度目の優勝。	ファイザー社の新型コロナウイルスワクチンが、薬事承認され、同月から医療従事者に接種開始。

JCOPY 498-01416

「偶然」、「出会い」
——健康の話題から離れて

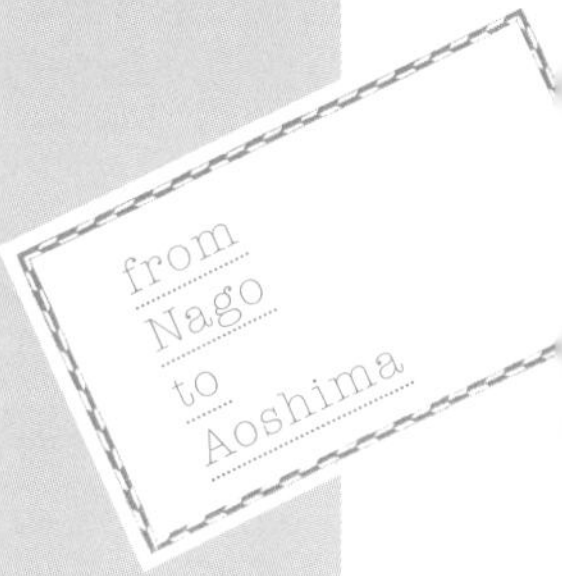

拝啓

ご返事に少し時間がかかりました。返信を書く以外にもいろいろなことがあり、手紙をいただいた次の週末には返事を書こうと思っていても、なかなかそうは問屋が卸さないというのが現実ですね。まさに何が起こるか分からない。そういう現実を確認します。なんとなく書く準備が整っていない感じですが、その状況もまた「副腎」かもしれず、「偶然」を頼りに準備ができないまま書き始めています。

改めて第三便を読みました。読んでみて最初に頭に浮かんだことは、「健康」に関わる部分に来ると、なんだか読みとばしてしまいたい気持ちになるということでした。あらかじめ準備されたテーマについて書くということが、これまで書いてきたこととぶつかり、矛盾します。

青島さんと私の出会いもあらかじめ準備されていたものではありません。出会った後のことに何の予定も計画もありませんでした。だからこそ、ここまで来たと思います。

誰に会いに行くか分かっている状況に出会いはない。誰に出会うか分からない中にだけ出会いがある。「健康」というテーマに会いに行っても出会いはない。それ以外に向かわなければ出会いはない。そんな気持ちが、「健康」についての話題を避けたいということにつながっているのでしょう。だから、ここでは「健康」の話題をあくまで避けるというのが重要な気がします。

偶然の出会い

そこで今回は「健康」の話題を意識的に避け、「出会い」という一見健康とは何の関係もないようなことから始めてみたいと思います。なぜ、「出会い」か。そんなふうに考えてみてもよく分かりません。思い浮かんだのは「出逢いはいつでも偶然の風の中」(1)という歌の一節でしょうか。「偶然」からの「出会い」ということでしょうが、さだまさしの古い歌ですね。続く歌詞は全く思い出せません。曲のタイトルも分かりません。ネットで調べたら出てきました。「天までとどけ」という歌だそうです。続きの歌詞を見てみると、なんだか心中の歌のようで不吉です。

この不吉な気持ちとの「出会い」をきっかけに、この続きをとも思いましたが、ちょっとむつかしいようです。たまたまこの先思い出すことがあれば、この「出会い」についてももう一度取り上げるかもしれませんが、あまりに「偶然」にとらわれ過ぎるのも、「偶然」から遠ざかってしまうようにも思います。

1 「天までとどけ」さだまさし・1979年：特に好きなミュージシャンではないし、CDも一枚も持っていない。ただ中学校の時、町内会かなにかのバス旅行の車中で「精霊流し」を歌って、褒められたことがある。その「精霊流し」でもない「天までとどけ」がなぜ浮かんだのか、思い当たることは一つもない。歌詞全体は全く思い浮かばないのだが、この部分だけがはっきりとよみがえった。自分でも意識していないところで、このフレーズが心に刻まれていたということだろうか。こういうことを「なぜ」と考えないでいられないことが、「出会い」を「なぜ」と考えてしまうことにもつながっている。

JCOPY 498-01416

というわけで、まずは青島さんと私の「出会い」について、もう少し振り返ってみたいと思います。青島さんも私も、お互いに会おうとしたことはありません。青島さんが薬剤師で、私が医者であったということが、出会う可能性を少し増していたという側面はあるでしょう。さらに青島さんがEBMという言葉に出会い、私がそのEBMについてあちこちで話をしていたことが二人の出会った大きな要因でしょう。

と、ここまで書いて、こう書くこと自体の背後にある因果的な考え方を自覚します。「出会う可能性を少し増していた」というのは、「お互いが医療職であるということはどこかで出会う可能性を増す要因である」ということです。また「EBMを通して二人が出会った」というのはまさに「大きな要因」と自分でも書いています。

ついついこんな考えになるのは、「血圧が高いのは脳卒中の可能性を増す要因である」というような考え方が、骨の髄までしみ込んでいるからではないでしょうか。常に物事を因果で考えてしまう。「健康」の話題を避けるといいつつ、「健康」の話題にすぐ戻ってしまうというのも、その表れでしょう。

話題が「健康」に戻りそうなので、もう一度「出会い」に戻りたいと思います。青島さんと私の関係を「出会い」ということから考えたように、世の中の出来事をすべて「出会い」で考えてみるというのはどうでしょう。青島さんと薬剤師という職業との「出会い」、「EBM」との「出会い」、私と医師という職業との「出会い」、「EBM」との「出会い」、そこに何の違和感もありません。むしろそこに因果を考えることの方が困難です。

もちろん、自分の意志に基づいて、計画通りに努力した結果、薬剤師や医者になり、ＥＢＭを勉強したという方が当てはまる人もいるでしょう。しかし、それもまた「出会い」と考えてみてはどうか。そう考えた方が実際に起こったことに近いのではないかという気がします。

私は医者になりたい。医者になって病気で苦しむ人を助けたい。医者になるためには医学部に合格しなければならない。医学部に合格するためには厳しい受験勉強を勝ち抜かなければいけない。また合格した後も国家試験合格のために勉強しなければならない。医者になるために、より医者になる可能性が高い方法を選び、それに沿って努力し、その努力の結果として医者になったと、因果の中で自分を振り返ることはできます。

しかし、そういう考えも、自分の親が医者だったとか、学校の成績がよく進路指導で医学部を勧められたとか、あるいはたまたま目にしたテレビ番組で取り上げられた医者を見てとか、自分自身が病気になってとか、いろいろ考えてみると、医者であった親との出会い、進路指導の教師との出会い、テレビで取り上げられた医師との出会い、病気との出会い、というふうに振り返ることもできます。

病気との出会い

はからずも、「病気との出会い」と書きました。病気もまた「出会い」と考えることができるようです。例えば「高血圧と脳卒中の出会い」というようにです。結局「健康」

JCOPY 498-01416

の話題になってしまいましたね。しかしこれもまた、「健康」の話題を避ける中での「健康」の話題との「出会い」ということにして、このままもう少し考えを進めてみたいと思います。

高血圧と脳卒中の間に直接的な因果はないというのが科学的な立場でしょう。高血圧は脳卒中の数あるリスクの一つに過ぎないという方が科学的な説明です(2)。ただ、リスクの一つであるという先には、高血圧を治療すれば避けられる脳卒中が一部にはあるということでもあります。しかし、一部に過ぎないということでもあります。とはいえ、一部に過ぎないので放っておきましょうということにはなりません。一部ではあるので、その分を減らすために高血圧を治療しましょうということになります。なりますというか、実際そういう世の中になっています。その結果、脳卒中の一リスクにすぎない高血圧を、むしろ原因と考えるような方向に世の中が引っ張られます。

高血圧は脳卒中のリスクであるというところまでは科学的な議論ですが、実際に起きた脳卒中は高血圧のせいだけではありません。血圧が正常な人からも高血圧の人からと同様に脳卒中は起きる現実があります。血圧が正常な人から起きた脳卒中を高血圧のせいにすることはできません。現実には、高血圧と脳卒中は出会ったり出会わなかったりするだけです。青島さんや私が、誰かに出会ったり出会わなかったりするのと同じです。つまり、青島さんが私と「出会う」というように、高血圧と脳卒中も「出会う」のだといえるのではないでしょうか。もちろん脳卒中になんか出会いたくないということです

2　高血圧は脳卒中の数あるリスクの一つに過ぎないことは高齢者の高血圧を考えると分かりやすい。一般的に、加齢と共に血圧は上昇し、脳卒中死亡のリスクも高まるが、脳卒中死亡をもたらす要因に対する高血圧の影響は、加齢と共に小さくなる。血圧と死亡率に関する観察研究61件のメタ分析(Sarah Lewington, et al. Age-specific relevance of usual blood pressure to vascular mortality: A meta-analysis of individual data for one million adults in 61 prospective studies. Lancet. 2002; 360: 1903-13. PMID: 12493255)によれば、10年間の脳卒中死亡のリスクは、50～59歳の収縮期血圧180mmHgと比較して、70～79歳の血圧120mmHgとほぼ同等であり、80～89歳の血圧120mmHgでは4倍高いことが示されている。つまり50代の高血圧と、70代の高血圧、80代の高血圧では、将来予後に与えるインパクトがまるで異なるのだ。

が、それはこんな人とは出会いたくなかったということと同じです。あるいは脳卒中と出会うことで、何か得られるものがあるかもしれません。

少し分かりにくいですね。しかし、脳卒中になったあと、家族がとてもやさしくなったみたいなことは、しばしば起きているのではないでしょうか。これもまた高血圧と脳卒中の出会いから生まれた新たな出会いです。脳卒中ですら出会わない方がいいとも言い切れません。だから、「高血圧も脳卒中と出会う」といえばいいのではないでしょうか。あるいは、脳卒中であっても、出会わないより出会った方がよかったとも言えると思います。

病気との出会いが新たな出会いへ導く

世の中は因果にからめとられて、血圧が高いと脳卒中になる、血圧を下げれば脳卒中を予防できるという一部分にとらわれ、「出会い」という偶然を避ける中で行き詰っています。

一人の患者さんを思い出しました。妻と離婚し、子供と長く会っていない末期の膵がんの男性です。膵がんになったことで、妻とは和解できなかったものの、子供と会うことができ、膵がんになって良かった、膵がんになることで子供と再会することができた、そういった患者さんです。

JCOPY 498-01416

何も起こらない人生といろいろなことが起きる人生、どちらが豊かな人生か、そういえば当たり前のことのような気がします。青島さんと出会わない人生より、青島さんと出会う人生の方がはるかに豊かな人生に違いありません。

それと同じように、高血圧にならない人生よりは、高血圧になる人生の方が豊かではないか。脳卒中にならない人生よりは脳卒中になる人生の方が豊かではないか。そんなふうに考えることもできないわけではない。違うでしょうか。

医療の進歩は、何も起こらない人生ばかりを目指し過ぎたのかもしれません。そんなふうに頑張っても、なかなか偶然には勝てない。どうやっても予想しないことが起きます。さらには、何も起こらない人生の行きつく先に、死さえも起こらない「死なない人生」という不可能を目指すに至り、ようやくその矛盾に気付き始めたのが現代かもしれません。

より多くの出会いのためには、さらに言うならば、いろいろなことが起こる豊かな人生のためには、病気とも出会う必要がある、災害とも出会う必要がある、そんなことを考えながら、コロナの診療にもあたっている毎日です。

敬具

2021年2月13日

第四便　成り行きに任せた先にあるもの

from Aoshima to Nago

拝啓

『健康』に関わる部分に来ると、なんだか読みとばしてしまいたい気持ちになる」、先生のおっしゃる通り、「健康」というテーマを常に意識しながら、このお手紙を書いていたように思います。副腎に始まり、偶然や関心のないところについて考えを巡らせてきたにも関わらず、あらかじめ用意したテーマに、どうにも僕自身が囚われていたようです。そして、そこに新しい視座を与えてくれるような言葉や思考との出会いはないのでしょう。

先生が紹介してくださった「天までとどけ」の歌詞を読みました。偶然というものについて考えようと意識を集中すればするほど、むしろ色々な偶然が頭の中から零れ落ちてしまいそうで、僕もそっとウェブのブラウザを閉じました。何かについて考えようとする、たぶんそうした営みこそが、物事の背後にある必然や因果を無意識的に求めてしまう傾向にあるのでしょう。結果的に視野を狭くしてしまうことも多いのだと思います。

JCOPY 498-01416

関心の眼差しを向ければ向けるほど、目の前の景色は心に入ることなく、形式ばった記号の羅列に見えてくる。そこに秩序はあれど、何も出会いがない……。そんな気がしました。

読むこと、書くこと

名郷先生との出会いによって僕に生じた変化は、論文を読むことだけではありません。もう一つの大きな変化は「書くこと」に対するモチベーションです。先生と出会う以前、僕は文章を書くということに興味がありませんでした。何かを書くときといえば、会社で業務連絡用のメールを作るくらいなものでした。小学生の頃は、読書感想文というものがとにかく苦手でした。「それは本の内容を要約しているだけだ」と、母親に小言を言われたりもしました。

明治薬科大学で先生のワークショップに参加した2カ月後に、僕は**「薬剤師の地域医療日誌」**ブログを立ち上げました[1]。医学論文の内容をインターネット上で発信する。それを毎日続けていれば、いつか先生の目に止まるのではないか……。そんな気持ちで始めたブログでした。今思えば、論文を読むことは、薬剤師としての学びを深めるためではなく、先生と論文の結果についてお話がしてみたい、そのことだけだったような気がしています。

1 薬剤師の地域医療日誌。http://blog.livedoor.jp/ebm_info/
このブログは、臨床医学論文の抄録を日本語に訳しただけのものだが、現在でも平日は毎日、更新を続けている。

ただ、毎日論文を読んでいると、何故か薬に対する自分の考えのようなものを文章にしたい欲求にかられ、別ブログを立ち上げたり、Twitterなどのソーシャルメディアで様々な文章を投稿するようになりました。論文情報から垣間見る真新しい知見は、時にとても新鮮な驚きをもたらしてくれましたし、その驚きを言葉にせずにはいられないほどのインパクトがあったのです。例えば、感動した映画の感想を誰かに熱く語りたくなってしまうような、そんな情動です。今、当時のブログ記事を読み返せば、その稚拙な言葉の数々に恥ずかしさを覚えますけど、文章を書くことの楽しさを知ることができたのは、先生との出会いがきっかけになっている、そんなふうに想います。

特に先生にご紹介いただいた丸山圭三郎さんの**『言葉とは何か』**(2)という本は、世界の見え方、考え方を大きく変えてくれました。虹は七色だって、そうずっと信じてきたのに、この本がもたらしてくれた景色は、それこそ「虹色」とは対極にあるものでした(3)。夜空に浮かぶ星座のように、人は関心に応じてこの世界を言語化し、目に見える景色を創り出している。偶然とは、そういう意味では言語化されないものと言っても良いかもしれませんね。

ソシュール(4)の言語学から入った哲学への興味は、やがて現象学や科学哲学へと移り、関連する書籍を読み漁りました。出会った本のいくつかは、僕の文章スタイルに小さくない影響を与えています。いつからか文章を書く機会も増え、今ではメディカルライター

2 丸山 圭三郎．言葉とは何か（ちくま学芸文庫）．筑摩書房．2008年。

3 日本語において虹は、赤、橙、黄、緑、青、藍、紫の7色で表現されることが一般的である。しかし英語の虹、すなわちrainbowはred(赤)、orange(橙)、yellow(黄)、green（緑）、blue（青）、violet（紫）6色であり、「藍」が存在しない。これはもちろん、日本人には藍色が見えていて、米国人（あるいは英国人）には藍色が見えない、ということではない。実際、英語のindigo blueは日本語の藍色に相当する語である。虹の色は光のスペクトルによって、本来はグラデーションを形成しており、その色彩は無限である。しかし、色を表現する単語はかぎられており、このグラデーションを言葉で表現することは不可能なのだ。そのため、人の関心に応じた色だけを虹を構成する色彩として表現するよりほかない。この色に対する関心が、たまたま日本語では7色、英語では6色であっただけであり、虹を構成している色

JCOPY 498-01416

をプロフィールに併記することもあります。出会いをきっかけに変化を語ることもまた、因果的な考え方かもしれませんが、少なくとも僕自身がとても豊かになったことは間違いありません。

偶然を必然として取り出す眼差し

身の回りの出来事についてあれこれ考えてみると、その背後に因果的なものを感じてしまう。そういえば先日、ある会社さんからビックデータの活用について相談を受けました。健康保険組合から取得したレセプトデータベースの活用を模索しているのだけども、臨床現場で必要とされている情報は何でしょうか？　というような相談です。このデータベースを使うことで、例えばある薬剤の処方後に、どのような傷病で医療機関を受診したかを調べることができます。薬剤の有害事象に関する相関を統計的に解析したり、特定の薬剤の処方トレンドなどを把握することができるようです。

ただ、こうした膨大なデータの中から、ある相関を見い出すことは、まさに偶然から半ば恣意的に必然を紡ぎ出すことなのではないかと感じました。いわゆるビックデータと呼ばれるような大規模データベースは、生活世界に立ち現れる偶然の積み重なりの記録ともいえるものではないでしょうか。リアルワールド研究(5)とは、その膨大な偶然の記録から、関心に応じて必然を探し出す、そんな側面があるように思います。リアルワー

の分け方について客観的な根拠があるわけではない。このように、言葉はあらかじめ存在している何かを指し示してはおらず、人の関心に応じて無根拠（恣意的）に切り取られた世界を表現しているだけなのだ。この無根拠な世界の切り取り方を「分節の恣意性」と呼ぶ。

4　フェルディナン・ド・ソシュール（1857年～1913年）。スイスの言語学者、言語哲学者。

5　調剤レセプトデータや保険者データ、電子カルテデータなど、臨床現場で得られる診療行為に基づく情報を集めた医療ビッグデータを用いた臨床研究を、リアルワールド研究と呼ぶ。

JCOPY 498-01416

ルド研究の良し悪しということではなく、解析の結果として示された統計的な関連性に、因果的解釈を伴う眼差しを向けてしまいがちなのではないかと思うのです。このことはまた、出会いの背後に因果的な繫がりを探すことと似ています。しかし、ありふれた何気ない出来事であっても、それを凝視するならば決定的な原因を探り当てることは困難です。毎朝、コーヒーを飲むというような行為でさえ、それは偶然の上に成り立っていることなのでしょう。

哲学者の青山拓央さんは『時間と自由意志』という本の中で、自由意志とは必然の源泉のようなものではなく、むしろ偶然の一種なのではないかと指摘しています。

「偶然と言うものが仮に存在するなら、自由意志はその一種であることによって、ようやく本当に存在することができる。偶然の一種であることは、自由意志にとって存在への限られた道なのである」⑥

「自由意志と偶然は、通名をもたない何か同じもの、二つの異なった現れでありうる」⑦

名郷先生のおっしゃるように、出会いは生活の中に豊かさをもたらすものだと僕も思います。それが病気であれ、災害であれ。偶然の出会いによって、これまで見ていなかっ

6 青山拓央．時間と自由意志．筑摩書房；2016年．p. 109。
7 青山拓央．前掲．p. 113。

JCOPY 498-01416

たものが見えてくるという事は多々あるのでしょう。だからこそ、今まで気が付かなかった豊かさに気付くことができる。たとえ、ささやかであってたとしても。どんな生き方に意味や価値があるか、そうした眼差しは必然を探している。どんな生き方にも価値や意味がある、そうした眼差しは偶然を探している、そんな気がしました。

依存先を作るということ

病気との出会いが偶然であるのなら、その治療のための薬との出会いもまた偶然です。加齢とともに病気との出会いが増え、そして薬が増えていきます。そんな偶然の積み重なりがポリファーマシーを生み出していると考えることもできます。しかし近年、ポリファーマシーは解消すべきものとして扱われるようになりました。もちろん、医療経済的なインセンティブがこうした認識を強めている側面はあるのでしょう。加えて、薬がたくさん処方されていることは、有害事象リスクの観点からもあまり良くないというわけですよね。でも、偶然に出会った薬で人生が豊かになることもあると思うのです。

例えば、八十歳くらいの患者さんに、メコバラミン[8]がずっと処方されているという状況を考えてみます。メコバラミンではなくて、ガスコン®(一般名:ジメチコン)とか、マーズレン®(一般名:アズレンスルホン酸ナトリウム水和物ほか)のような胃薬でも良いかもしれません。ご本人はまあ、効いているかな……、みたいにおっしゃっている。

8　末梢性神経障害に適用をもつビタミン製剤。その有効性について、質の高いエビデンスは存在しないが、ビタミンであるがゆえに有害事象リスクもほとんどなく、漫然と処方されやすい薬剤の一つである。ちなみに、製品添付文書には「本剤投与で効果が認められない場合、月余にわたって漫然と使用すべきでない」と明記されている。

JCOPY 498-01416

こうした状況で、「メコバラミン、（医学的に）意味がないからやめましょう」と判断をすることに、少なからずの違和感を抱いてしまいます。

メコバラミンという薬との出会いもまた偶然の上に成り立っています。メコバラミンが効いているような気がすることも偶然なのかもしれません。しかし、そんなメコバラミンがこの患者さんにとって、まるでお守りのような役割をはたしていることもあります。医学的には効いているのか効いていないのか、よく分からないメコバラミンをずっと飲み続けること、それはある意味で依存に近い状況かもしれません。ベンゾジアゼピン系薬剤のそれのように。

ただ、あらためて考えてみれば、人は誰しもが何かに依存して生きているような気もしています。ネット依存もスマホ依存も依存には違いありませんし、子供が親を頼ることも依存の一種と言えるでしょう。人は誰かに依存しながら生きている側面がありますし、趣味に没頭することと、何かに依存することの境界線は曖昧です。むろん、社会的に許容できる範疇にあるかという線引きはあるかもしれませんけど。

ケアとセラピー

臨床心理学者の東畑開人さんは、『**居るのはつらいよ ―ケアとセラピーについての覚書**』という書籍の中で、依存と自立について興味深い考察をしています。

JCOPY 498-01416

「ケアが依存を原理としているとするのなら、セラピーは自立を原理としています」(9)

ケアという言葉は様々な文脈で用いられますが、突き詰めれば他者のすべてを受け入れることに近い行為なのかもしれません。つまり、患者さんの依存先を作るということです。他方でセラピーは依存先の変容を迫ることであり、自立を促すプロセスなのでしょう。アニマルセラピーやアロマセラピーのように、セラピーという言葉には癒しの提供や苦痛の緩和というイメージがあります。しかし、自立は自分の問題を自分自身で引き受けなければならないということですよね。当然、そこには痛みが伴うこともあります。ケアとの対比で見つめたセラピーの概念は、癒しや苦痛の緩和とは対極にあるものなのかもしれません。

ただ、臨床の現場で患者さんとの関わりを考えた時、ケアとセラピーを明確に区分できるようなものではなかったりします。ケアからセラピーへの移行、あるいはその逆も……というのが実際の臨床で起きていることなのではないでしょうか。メコバラミンに依存するか、それとも自立（減薬）するか。文脈やニーズ、医学的な判断によって、ケアとセラピーのバランスを考えていく。ケアとセラピーは人間関係を形作る両輪のような気がします。

9　東畑開人．居るのはつらいよ―ケアとセラピーについての覚書．医学書院．2019年．p.276。

JCOPY 498-01416

成り行き任せの先に

薬物依存というように、「依存」という言葉には反社会的なイメージを抱きがちです。依存することと自立していることを比較すれば、やはり自立していることの方が人として大切な価値であると感じる人の方が多いかもしれません。しかし、自立するとは依存先を減らすのではなく、むしろ増やすことなのでしょう。そして、その依存先との出会いもまた偶然に満ちているのだと思います。

僕は長い間、音楽を趣味としてきました。いわば音楽に依存していたわけですけど、それがいつの間にか写真やカメラに移り、今では論文を読まなければ落ち着かない依存症です。どれも偶然がもたらしてくれた依存先、そんな風に言っても良いかもしれません。(健康にとって)何も起こらないを目指すのではなく、偶然の出会いを探していくプロセス、偶然に抗うのではなく、偶然に流される、豊かさとは案外、そのような成り行き任せのところにあるのかもしれませんね。

敬具

2021年2月21日

JCOPY 498-01416

「自立」「依存」の対立から、「出会い」へ
——エビデンス・ナラティブ、ＡＩ

from Nago to Aoshima

拝啓

肩こりと胸やけで返事が遅れました。と書いて、いきなり筆が止まりました。肩こりと胸やけがなくても、遅れていたかもしれないですね。どうしても因果で考えてしまう。

なんでも因果や意志でとらえてしまうことが問題、というのがこれまでの議論の根底にあります。ここへ行くためにはこうしなければならないとか、こうなりたいという意志をもって目標に向かっていくべきとか、それが世の中のメインストリートではあるけれど、道はそれだけでなく、案外その外に大きな道が開けていたりします。青島さんと私、ＥＢＭとの出会いも、因果や意志の外での出来事でした。「副腎に求めよ」ということも「求めよ」といいつつ、意志や選択の外にこそ大きな「出会い」があるということですよね。

にもかかわらず、書き出しから、返事が遅れた原因について書くことから始めてしま

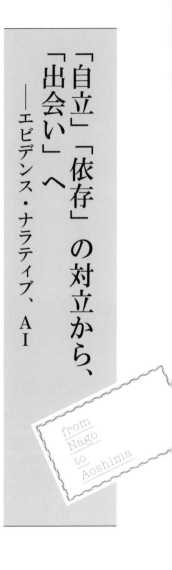

う。原因と結果という枠組みの浸透は根深いです。

きっかけも、出会いも、因果関係でなく、偶然の中でとらえる。起きる可能性があることが、すべて起きるような状況で生活したい。それを日常と考えたい。非日常も日常に過ぎない。日常と非日常を区別することなく、その全部を把握したい。青島さんとのこれまでを振り返って明らかになったのは、そんな気持ちでした。

因果を離れ、全体をとらえるということは、なぜこのようなことが起こったかではなく、何が起きたかが重要、「因果」ではなく「現象」を、と言い換えることもできるでしょう。

それをこれまでのやり取りに即して言えば、なぜということはさておき、青島さんが、私とEBMを媒介として出会い、論文を読むようになり、さらには読んだ論文について書くようになった、ということが前回までの手紙で明らかになりました。

読むことから書くことへの変化

その中で、「読むことから書くことへの変化」の部分について、そしてその先の「依存」への流れについて、いろいろ思うことがあります。

まず「読むことから書くことへの変化」の背景には、書いたものが私の目に留まると

JCOPY 498-01416

いいとか、論文を読み始めると、それについて自分の考えを表明したくなるとか、いろいろ原因と思われることが書かれていたわけですが、そうした一部の因果にとらわれてはいけない。それでは何が起きたかの全体に迫ることはできない。私が考えたのはそんなことです。

しかし、何が起きたかを掘り下げるといっても、私自身、冒頭のように常に因果で考えてしまう現実があります。青島さんも、「私に読んでもらいたいから」という因果でその変化を解釈しています。もともと論文を読むという作業は因果の確からしさを読み込むということでもありますから、ここから逃れるのは容易なことではないですね。

そこを意識しながら、あくまで何が起きたか、それも起きたこと自体というより、その周囲に起こったことも含めて、何が起きたかの全体を把握したい。そんなことを考えながら書いてます。

「読むことから書くことへの変化」ということがどういうことだったのか、周辺も含めて、全体を把握する、と簡単に書きましたが、とてつもないことですね。ちょっと言い過ぎました。ただ、せめて因果にからめとられないように、この変化について私なりの「何が起きたか」の考察を進めてみます。

「読む」ことと、「書く」ことの違いは、「入力」と「出力」ということでしょうか。医師にしろ、薬剤師にしろ、臨床家は「読む」という入力だけで終わることはできませ

JCOPY 498-01416

ん。「読む」行為を、目の前の患者に「出力」することが仕事です。さらにその患者への「出力」が次の「読む」と、次の患者に対するより良い「出力」につながっていくわけです。しかし、患者への「出力」は実は相当にむつかしい。「書く」のは案外簡単です。そこで「出力」が患者へ向かわず、「書く」ことに向かう。

この「読むことから書くことへの変化」はとてもよく分かる気がします。これは私自身にも起こったことだからです。

私がこの「読む」という「入力」から、患者に使うという「出力」を初めて経験したのは、青島さんもご存じの通り、高齢者の孤立性収縮期高血圧患者の脳卒中予防効果を示した最初のランダム化比較試験である「SHEP研究」[1]を読んだ時のことです。この論文をもって、私のEBMの実践が始まったと言ってもいい論文です。

この論文を読んだ頃は、患者に、降圧薬で脳卒中が30%以上も予防できるんですよ、とのんきな説明をしていました。血圧を下げれば脳卒中が予防できる、そんな因果モデルにからめとられていたわけです。しかし、患者は正直です。30%減るとはどういうことか、それは薬が効くということなのかと。

降圧薬で脳卒中が予防できるというのは、全体のほんの一部で起こっていることに過ぎません。降圧薬を飲んで脳卒中になってしまう人もいますし、飲まずに起こさない人も全体には含まれています。しかし、論文の結論は、「高齢者の孤立性収縮期高血圧患者に降圧薬を投与すると脳卒中が予防できる」となります。全体で起こっていることに

1 60歳以上で、収縮期血圧が160〜219mmHgかつ、拡張期血圧が90mmHg未満の4736人を対象としたランダム化比較試験。被験者は利尿薬のクロルタリドン投与群とプラセボ投与群にランダム化され、脳卒中の発症リスクが比較された。平均で4・5年にわたる追跡の結果、脳卒中の発生率はクロルタリドン投与群で5・2%、プラセボ投与群で8・2%、相対リスクは0・64（P = .0003）と、プラセボ投与群と比べてクロルタリドン投与群で脳卒中のリスクが36%低下した。この研究結果は、治療の必要性が少ないのではないかという私自身の高齢者の孤立性収縮期高血圧に対する考え方を一変させたエビデンスであり、1991年に米国医師会誌に掲載された（SHEP Cooperative Research Group. Prevention of stroke by antihypertensive drug treatment in older persons with isolated systolic hypertension. Final results of the Systolic Hypertension in the Elderly Program (SHEP). JAMA. 1991; 265: 3255-64. PMID: 2046107）。

JCOPY 498-01416

照らし合わせると、この結論は正しくはありません。間違っていると言っていいくらいです。

そこでいろいろ患者に対する説明を考えるわけですが、どう説明していいかは分かりません。この論文の出版から30年を経てもいまだ分かりません。患者への直接の「出力」は適当になり、その説明の困難さは「書く」ということに向けられました。「読むことから書くことへの変化」は、青島さん同様に、私にも起こったことです。

そしてその「書く」ことは、『ＥＢＭ実践ワークブック』(2)という私自身が書いた最初の医学書になりました。しかし、一冊書いて解決したかというとそういうわけではありません。この本の出版から20年以上を経て、相変わらず書き続けています。もちろんこの手紙もその延長上での出来事です。いまだにわけが分からない。分からないということを延々書き続けています。

科学より科学でないものに依存

わけが分からない先にどうなったか。青島さんは「患者の薬との出会い」、さらには「患者の薬に対する依存、その先の自立」について書いています。薬が効くから飲む、という因果モデルで説明できる部分はそもそも患者において一部に過ぎません。多くの患者は、因果モデルといっても、科学的というより、もっと大きな因果の中で考えています。血圧が高くなったのは、何か自分が悪いことをしたせいではないか。薬を飲むだけでは

2 名郷直樹．ＥＢＭ実践ワークブック—よりよい治療をめざして．南江堂．１９９９年：ＳＨＥＰ研究をいかに読んでいかに患者に説明するかという問題について、ＥＢＭのステップで解決の実例を示した。この本の最初の原稿は１９９５年頃、某大手医学出版社に持ち込んだが、門前払いも同然の対応であった。その後、自治医大の卒業生が運営するＪＭＳネットというパソコン通信で原稿を公開し、何人かの人から、面白かったという感想も得られ、それで満足という感じであった。しかし、１９９７年に開催したＥＢＭセミナーで、当時東京医科歯科大学の難治疾患研究所の津谷先生より、南江堂にもっていってはどうかという助言をいただいたのがきっかけとなり、もう一度出版に向けてひと頑張りしてみようという気持ちになった。医療の世界でＥＢＭという言葉がしばしば使われるようになったことにも後押しされた。その後も様々な紆余曲折があったが、１９９９年に南江堂より出版できた。出版後、お茶の水の三省堂の医学書売り場

なく、お祓いにでも行った方がいいのではないかなどと考えたりする人もいます。疫学と易学の区別がないのが、多くの患者です。医者にかかることと神頼みの間にはっきりした区別がない方が普通なのかもしれません。

さらには因果を超えて、妻が薬を飲めというから飲んでいるだけだよという人もいます。薬を飲むかどうかは、薬の効果ではなく、妻に依存しているということですよね。それもよく分かります。

論文が示す薬の効果は、個別の患者にとってあまりにあいまいで理解が困難です。それ以外の何かがなければ、なかなか薬を飲むという行為にはつながらない。しかし、現実は多くの人が降圧薬を飲んでいます。それは論文結果とはあまり関係がないということでしょう。論文結果に関わらず、テレビのコマーシャルで「血圧１３０は高めです」なんて流れると、みんな降圧薬を飲むようになるという身もふたもないのが現実です。そこでは、科学に対する依存は欠如していて、むしろ科学でないものに依存しています。

エビデンスからナラティブへ

さらに青島さんは書いています。「自立」とは何か。それは「依存先を増やすことである」と。患者が医療に依存しながら多くの薬を飲むことで得られている部分も、「自立」へ向かう「依存先」の一つとして見逃してはいけないですね。

で、この本が平積みにされ、ポップが立っているのを見たときには、死んでもいいかなという気分であったが、今から思うと恥ずかしいようなことである。その場のうれしい経験というのは、過ぎてみるとだいたい恥ずかしい。

JCOPY 498-01416

ここで起こっていることはどういうことか。これは青島さんと私にも同じように起こったことではないか。そう思います。科学に依存していくら論文を読もうが、目の前の患者にどうすればよいかは分からない。科学以外の何かがどうしても必要だ。科学以外の依存先を探してさまよっているというのが、今の青島さんと私そのものではないか、そう思いました。

ナラティブからAIへ

そこで登場したのがナラティブ(3)ですね。しかし、個別の物語を掘り下げていったところで、むしろ個別性が見えなくなる現実があります。多くの人が健康の一方向に引きずられて、高血圧は怖い、脳卒中になったら大変だ、降圧薬を飲まなくてはと、個別のナラティブが論文結果のあいまいさを超えて均質化しています。

そこにあるのは、ナラティブと呼べるような豊かなものではなくて、インターネットの検索に振り回されているだけ、グーグル依存というしかない患者だったりします。さらに世の中の流れは、ＡＩへと向かっています。個別のナラティブですら類型化され、ＡＩの中に包含されていくのかもしれません。そうなると、ナラティブもエビデンス同様、単なるデータに成り下がる危険もあります。情報に振り回されるという点では、エビデンスもナラティブも患者にとって同じようなものということもできます。さらに実際の社会に目を向ければ、家族が崩壊し、地域社会が脆弱な現代では、個別のナラティ

3　患者が対話を通じて語る経緯や価値観、健康への想いなどの「物語」をナラティブと呼ぶ。これはエビデンスの立場から言えば、バイアスということである。しかし、ナラティブの側から言えば、「薬の効果が明確になるような結果を出したい」というバイアスは、研究者にとって重要な物語、ナラティブということになる。エビデンスとナラティブの違いは、見ているものの違いではなく、同じものを見た時の立場の違いといった方がいいように思われる。

ブもＡＩなどに肩代わりされるほかなくなり、ナラティブへの依存も怖いところがあるというわけです。

依存先としてのＡＩ

「依存」という枠組みで考えるとなんだか行き詰ります。グーグルとＡＩでは、やはり依存先が少なすぎるということでしょうか。

ただ、そこに投入されるデータが莫大となり、ありとあらゆるデータが分析に利用されれば、依存先を増やすことの代替として、ＡＩは唯一の依存先としての立場を確立する可能性はあります。しかし、ＡＩに利用できるのはデータに限られます。電子情報にならないものは利用できないという大きな限界があります。ただ、現時点ではデータ化できない現象も、いずれ電子データ化されるのであれば、今は過渡期的な状況に過ぎないのかもしれません。また青島さんが言うように、全部のデータが投入されたところで、ＡＩはその全部の中から一部の因果を必然として取り出すだけ、という状況は変わらない可能性も高いでしょう。

ここで問題にしたいのは「関係性」です。グーグルの言うことなら聞いてもいいとか、ＡＩが出した答えなら従うしかない、そういう関係性があるかどうかということです。もしそう言えるのであれば、それは一つの解決でしょう。

JCOPY 498-01416

この解決が青島さんや私にもたらす結末は、医師も薬剤師もいらない、グーグルとAIがあればいいということです。そうなのかもしれません。しかし、医師や薬剤師が唯一の依存先にならないように、AIも唯一の依存先にはならないでしょう。AIと藤井聡太王位・棋聖との対決で、AIを応援する人はまだまだ少ないと思います。我々とAIの関係はいまだあまりよくない。AIの言う通りにするという人も、いい医者や薬剤師がいないから、仕方なくAIに代わりをしてもらっているだけだ、という暫定的な解決があるだけというのが現状でしょうか。

「依存」と「自立」の間で

AIも多くの依存先の一つに過ぎない、そうなると、青島さんの「依存先を増やす」という指摘はやはり重要です。しかしそれもまたむつかしい。例えば家族が多い患者さんというのはだいたい大変です。そもそも「依存」なのか「支配」なのか、区別はむつかしい状況がほとんどです。私も、個別の患者に対応するときに、自分が依存先になるのを避けるようにふるまうことがほとんどです。

この先の議論を続けるには、「依存」ではない別の言葉で考えていく必要があるように感じてます。「関係性」という言葉は一つの候補ですが、不十分な気がします。「自立」はまだ先のように思います。「依存」ではない言葉が何かまだよく分かりません。

4 名郷直樹．「人は死ぬ」―それでも医師にできること．医学書院・2008年．p.222

5 保坂和志．小説の自由．私に固有のものでないものが寄り集まって私になる．新潮社・2005年：「自己が語ることがらは，物語化されており，したがってナルシズムに侵されてしまっているから，信用できるのは他者から来る言葉だけである。ところが，他者から来る言葉だけを吐いてい

求める言葉は、「依存」と「自立」の間にある言葉でしょう。「依存」から「自立」への道筋を考えるとき、真っ先に浮かぶのは「自分は自分以外のものでできている」④ということです。ずいぶん前に読んだ保坂和志の『小説の自由』⑤に書かれていたことですが、今でもたびたび思い出しては考えるきっかけになっていることです。「依存」が単なる依存でなく、他人が自分自身の血となり肉となっていると思えるような「依存」は、「自立」と言っていい「依存」と思います。それは人とは限らず、一冊の本であったり、一編の論文であったりしてもいいわけです。私もまた、自治医大に「依存」し、へき地診療所で多くの人に「依存」し、サケット⑥の『Clinical Epidemiology』に、そしてＥＢＭに「依存」する中で、それらを自分自身の一部とすることで生きてきました。

　こう書いてはたと思い当たるのは、青島さんが「依存」と呼んでいたものは、これまでのやり取りで書いてきた「出会い」のことではないかということです。さきの私の「依存」はすべて「出会い」と置き換えることができそうです。

「依存」という言葉には、どこか支配関係があり、因果関係があり、違和感がありました。それが今回のスタートでしたが、ここへきて違和感は少し緩和したようです。とりあえず「依存」を「出会い」ととらえることで、何か違ったものが、見えてくるかもしれません。

　「非日常」、「必然」、「因果」、「依存」から、「日常」、「偶然」、「現象」、「出会い」へ、なんとなく整理ができましたが、こうした整理がまた全体から遠ざかることにつながる

る人間は，どう見られるだろうか？　自己責任の取れない人，ということになる。どちらにしても自分らしさというものを期待できない。だから，人格というものがあるとすれば，それは，他者から来た言葉とナルシズムの組み合わせ具合として定義されることになる。人格とは，その組み合わせ具合のその人ごとに最も安定したあり方，ということになる……（中略）人間は，成長して，それを自分の言葉であると思い込んで外に出すようにできている」とあるのだが、私自身にとてもしっくりくる。私の言葉は、五十嵐正紘の言葉であり、サケットの言葉であり、その他大勢のこれまでかかわった人たちの言葉でもある。

6　デビット・サケット（1934年～2015年）。アメリカ系カナダ人の医師であり、ＥＢＭの先駆者である。マクマスター大学にカナダ初の臨床疫学部を設立し、オックスフォード大学にＥＢＭセンターを設立した。著書『Clinical Epidemiology』はＥＢＭのバイブルともいうべき存在。

JCOPY 498-01416

かもしれず、むつかしいところです。
整理をすることで見えなくなるもの、それもまた重要な課題ですね。新たな課題が見えたところで、今回はひとまず終わりにしたいと思います。では、また。

敬具

2021年3月7日

この頃日本は

	社会の出来事	医療の出来事
3月	・新型コロナウイルスの影響で延期になっていた東京五輪の聖火リレーが福島県のサッカー施設、Jヴィレッジからスタート。 3/21 緊急事態宣言解除。	富山県は後発医薬品の国内最大手、日医工株式会社に対して32日間の医薬品製造の停止と、24日間の医薬品製造販売業としての業務停止を命令。

第五便

「こじつけ」性の使い方

from Aoshima to Nago

拝啓

肩こりと胸やけ……。返信の遅れとの因果性はともかく、先生のご体調の方が心配です。季節の変わり目、体調も崩しやすい時期かと思います。どうかご自愛ください。

と書いて、体調変化の理由を季節の変化とすることもまた、因果で考えていることになりますよね。因果モデルに立脚しない視点というのは、本当に難しいことだと思います。

ところで、論文を読んでいると研究に参加した被験集団の健康状態は一つのパラメータに過ぎない側面があります。追跡期間中に重篤なイベントが発生していようが、「体調を心配する」というような情動は働きません。しかし他方で、身近な人や大切な人の健康状態となると、事情がだいぶ異なってきます。肩こりや胸やけの症状、あるいは頭痛や倦怠感というような微細な健康状態の変化でさえ、集団の平均値のような客観的なパラメータとは考えずに、そこには心身を案ずるというような感情の入り込む余地があります。さらに、この余地の大きさは他者に対する「関係性」によって変化します。先生がお手紙の中で示して下さった「関係性」という言葉には、多くの示唆がありました。僕自身が思うことを適切に表現にする自信はないのですけど、順を追って考察してみたいと思います。

人生の目的というようなものと因果的思考

「きっかけも、出会いも、因果関係でなく、偶然の中でとらえる」。直接関係があるかどうか分かりませんが、その困難さを考えたときに、ある観察研究の結果を思い出しました。Health and Retirement Studyという50歳以上の米国人を対象としたコホート研究[1]です。この研究では人生の目的を有することと、死亡リスクの関連が検討されています。

人生の目的を客観的に評価することは難しいですが、この研究では心理的幸福を評価するための質問票を用いて点数化しているようです。そして、点数が低い集団（目的を有していない）から、高い集団（目的を強く有している）まで五つのカテゴリーに分類し、死亡リスクとの関連性を検討しています。２００６年から２０１０年にかけて追跡調査した結果、死亡リスクはスコアが最も高い集団に比べて、最も低い集団で高いこと

1　Aliya Alimujiang, et al: Association between life purpose and mortality among US adults older than 50 years. JAMA Netw Open. 2019; 2: e194270. PMID: 31125099.

が示されました（ハザード比2・43［95%信頼区間1・57〜3・75］）。つまり、目的を強く有する人で長生きという結果です。

今更強調するまでもありませんが、この結果から人生における目的と死亡の因果性を論じることは難しいというほかありません(2)。ただ、人生の目的のようなものを持っているということが、良くも悪くも肯定的なイメージを付加していくことは確かであり、この研究結果も、そういう意味では社会と人との関係性を表している側面があるのではないかと感じます。現代社会には、生きる意味や価値、そうしたものに対する健全性を要求してくる「圧」を覚えます。

これまでの往復書簡で見えてきたのは、人が語る言葉のほとんどの部分は、偶然的でランダムに配置された出来事の切り抜きの仕方であり、それはまた関心に応じた意味づけであり、ある種の創作物と言ってもよいものということです。それこそデイヴィッド・ヒューム(3)が指摘するように、現実と未来の出来事の間に必然的な関係はありえず、あくまで人間の側で勝手に作ったものにすぎない……ということでしょうか。

ただ、人は目先の目的を意識して行動している側面があります。目的との関係性が強ければ強いほど、今現在と目的到達までの過程を因果的に考えてしまいます。成功した原因、失敗した原因というように……。

2　人生における目的のようなものを持っていると自覚できる人は、そうでない人に比べて、心身共に健康状態が良い傾向にあろう。それゆえ、目的を持つことが直接的に死亡リスクを減らしているわけではない可能性を指摘できる。

3　デイヴィッド・ヒューム（1711年〜1776年）。スコットランド・エディンバラ出身の哲学者。ヒュームは因果関係の成立に関して、原因と結果のつながりは必然的なものではなく、経験に基づいて未来を推測するという人間の心理的な習慣、つまり思考のクセであると考えた。

JCOPY 498-01416

物事がただある、あるいは物事がただ居る、訳もなく理由もなく存在している、先生のおっしゃる「現象」を見つめることは、そう簡単なことではありませんね。無関心と関心の狭間のような、それこそ悟りの境地のような気もしてしまいます。しかし、出来事を、「因果」ではなく「現象」としてとらえていくためには、先生のおっしゃるように、なぜこのようなことが起こったかではなく、何が起きたかに関心を向ける必要があります。そのための方法の一つとして依存先を増やすことは、全部とは言わないまでも一部だけを見つめる視点から解放されるきっかけになり得る。僕がなんとなく話題として触れた、それこそ偶然の成り行きで用いた「依存」という言葉が、「出会い」に置き換えられるものだということに、少なくない驚きを感じています。

なぜ論文を読むのかという理由の一般化の中で

先日、ＥＢＭに関する研修会の依頼がありました。論文をこれまでに読んだことがない薬剤師に向けて、ＥＢＭの研修会をしてほしいという要望は多いのですが、そもそも論文に興味がない人に対して、どのようなお話をすればよいのか、しばし悩んでしまいます。今になって思うのは、自分自身が論文を読むようになった理由について、一般化できるほどの因果的連関を見つけ出すことができなかった、あるいはそのようなものがそもそも実在しないということなのでしょう。先生との往復書簡では、僕が論文を読むきっかけやＥＢＭとの出会いについて語ってきたわけですけど、その因果的連関はあくまでも僕にとって因果のように思える何かであって、他者にとってみれば、そこに因果性を垣間見る余地は少ないでしょう。自分と他者とでは「物語り」の仕方が異なっているからです。そして、出来事の「物語り」方は、出来事と人との「関係性」の度合いに依存している、そんな気がします。

自分が論文を読むようになった理由について、その因果の実在はともかく、少なくとも一般化できるものでないのなら、一般化できそうな論文を読む目的や理由って何だろうと考えを巡らせてみます。目的をもって論文を読んでいるのか？　と問われれば、そこにもまた因果的な考え方をしている自分に気が付きますけど、あえて論文を読む目的を考えてみれば、差し当たって二つをあげることができるかもしれません。まず一つ目は、学問として何が分かっていないのかを明らかにするため、すなわちリサーチクエスチョンの探求のためでしょうか。研究的疑問を明確化するためには、先行研究をシステマテックにレビューしてく作業が必要です。そしてもう一つは、薬（医学的介入）の効果を知ることであり、ＥＢＭの実践という観点からすれば、論文を読む目的のほとんどは後者に該当するわけですよね。

薬の効果を知るために論文を読むというと、いろいろ語弊もありそうですし、一般的には論文など読まなくても、薬の効果については勉強してきていると、そう感じる薬剤師は多いのだと思います。逆に言えば、薬剤師が自ら論文を読まずとも、添付文書④さ

4　薬機法に基づいて製薬企業が作成する薬剤師向け製品情報。

JCOPY 498-01416

えあればこなせてしまう仕事が、良くも悪くも業務の多くを占めているということかもしれません。

書くという「出力」

これは、「読むことから書くことへの変化」に通じるものがあります。改めて考えてみると、薬剤師業務の中で、論文情報を「入力」しても「出力」の機会があまりないという状況は確かにあります。患者さんに「出力」する際にも、医師の治療方針から大きく逸脱することは難しいですし、医師に対して疑義照会という仕方で「出力」しようにも、低くないハードルがあります。「出力」できないことの「言いわけ」と指摘されれば、そういう面もありますが、多職種連携といっても、実際のところ様々な摩擦を生みかねない、ややこしい関係性の中にあったりします。

こうした状況の中で、僕自身は「出力」の仕方として書かざるをえなかったのかもしれません。直接的に患者さんに「出力」するというよりはむしろ、処方提案というフォーマットを構築して、そこに医師に対するメッセージとして「書く」ことに向かっていった。さらに「書く」ことが、処方提案というフォーマットを逸脱して、様々なメディアにまで広がっていった。そう考えることもまた、因果モデル的思考なのかもしれませんが、少しだけ広めの因果で考えられたでしょうか。

効果が「ある」とは……

薬剤師が論文を読まなくても業務が回ってしまう背景に、薬の効果を「ある」「なし」で処理した方が時間的な効率に優れ、さらに医師－薬剤師、薬剤師－患者の関係性に余計な摩擦を生まずに済むという側面があるのでしょう。薬の製剤添付文書を広げ、効能効果の項目を見れば、そこに適応疾患が明記されています。そして当該薬剤がその適応疾患に対して「効く」ということになっているのであれば、薬剤師にとって、それ以上に深入りする理由はあまりなかったりします。

薬と薬剤師の関係性

例えば、鎮咳薬の添付文書を開けば、咳嗽症状に対する適応があり、咳の緩和に効くことになっています。患者だって、咳止めというくらいなのだから咳の症状緩和に効くと思っています。しかし、鎮咳薬の有効性は約85%がプラセボ効果と言われており、その効果を形作っているのは薬理作用に基づく純粋な薬効というよりはむしろ、薬の味や色、匂い、効果に対する信念です[5]。小児のかぜにチペピジンを投与するとむしろ症状の回復が遅延するなんて研究[6]もあるくらいですから、ハチミツ[7]や甘いジュース[8]でも飲んだ方が咳には効果がありそうなものです。しかし実際には、薬の効果を期待する患者さんの方が圧倒的に多い。薬剤師が論文を読んで、「八割以上がプラセボ効果でし

5　Ron Eccles. The powerful placebo effect in cough: Relevance to treatment and clinical trials. Lung. 2020; 198: 13-21. PMID: 31834478.

6　西村龍夫, 他. 急性咳嗽を主訴とする小児の上気道炎患者へのチペピジンヒベンズ酸塩の効果. 外来小児科. 2019; 22: 124-32. https://ci.nii.ac.jp/naid/40021957596.

7　Olabisi Oduwole, et al. Honey for acute cough in children. Cochrane Database Syst Rev. 2018; 4: CD007094. PMID: 29633783.

8　Ian M Paul. et al. Placebo effect in the treatment of acute cough in infants and toddlers: A randomized clinical trial. AMA Pediatr. 2014; 168: 1107-13. PMID: 25347696.

JCOPY 498-01416

かないので、咳止めなんて飲まなくて良いですよ……」と患者さんに「出力」すれば、様々な関係性が壊れるきっかけになりそうです。そういう意味では、薬剤師は患者や医師との関係性ではなく、添付文書との関係性がとても強い存在といえるかもしれません。あるいは、そうせざるを得ない関係性の網目が強固に社会を縛り付けている側面もあるのでしょう。

論文情報の行方

論文を読むことでほんの少し見えてくるのは、理屈の上での効果と、実際的な効果の差異だったりします。だからこそ、論文情報を紐解くことによって、薬の効果はどの程度なのか、そうした確率的なこと、定量的な情報を与えてくれるから大事なのですと、僕も以前はそのように説明していました。効果があるかないかではなくて、その程度が大事だよ、というように。

ただ、結局のところ論文情報から脳卒中リスクが30％減るとか、そうした程度を知ろうが知るまいが、適応症に「高血圧」と書かれていれば、高血圧に効く薬と判断されますし、それが現実的な薬剤師の臨床判断となっていきます。だからこそ、論文を読む必要性を実感できないことは少なくないのでしょう。白黒が明確なもの（と信じられている物事）に対して、論文情報という出力は、時にノイズとしても表現されないほど、あまりにも無力です。

関係性で考えてみる

これまで「関係性」という言葉を何となく使ってきましたが、先生の著書『**高齢者のための高血圧診療**』[9]の七章（個別性から関係性へ）を改めて読んでみました。個別の患者の想いを重視するということは、ＥＢＭのステップ４やＳＤＭ（shared descision making）といった概念で、エビデンスと並んで強調されることですよね。ただ、患者個別の想いを他者が理解することは困難なのはもちろん、そもそも個別の想いの実在すら危ういと、先生はご指摘されています。降圧薬を飲むことも、患者の想いというよりは患者家族、あるいは社会との関係性の結果であり、個別性そのものではない……。能動／受動では捉えられないこの関係性という概念は、國分功一郎先生の『中動態の世界』[10]を彷彿とさせました。

疫学でいうところの関係性とは、相関や因果など、原因と結果の繋がりに対する関心が色濃く出てきますが、関係性を「**人が出来事の存在を確信する根拠**」と考えてみます。例えば、目的を持つことと死亡リスクの間に関係性が示されたといえば、目的を有することが精神的な安定をもたらし、社会とのつながりを強くし、そして健康への配慮を促すことで、より長生きできる……というような物語を「創造」させます。ただ、こうした物語の創造は、世界を関係性の総体としたとき、人はそれぞれにとって都合のよい関

9　名郷直樹，他．高齢者のための高血圧診療．丸善出版．2020年．

10　國分功一郎．中動態の世界 意志と責任の考古学（シリーズ ケアをひらく）．医学書院．2017年．

JCOPY 498-01416

係性だけを「出来事の存在を確信する根拠」として受け入れている、ということなのだと思います。関係性の網目はいかようにも解釈できますし、出来事に因果的理由を付け加えることは案外たやすい。これを疫学ならぬ易学に対して批判的な人は**「こじつけ」**なんて言ったりするのでしょう。

ただ、世の中を見渡せば程度の差はあれ「こじつけ」であふれています。炭酸飲料の飲みすぎやゲームのやりすぎは体に良くないというのも「こじつけ」性を強く感じます。あるいは最近では、イベルメクチンが新型コロナウイルス感染症に効く[11]とか効かないとか……。生活のほとんどの部分には「こじつけ」性が含まれていて、そのような状況で人は能動性や受動性とは関係のないところで意思決定をしています。あるいはナラティブもエビデンスも、その存在が希薄であることが実際的な日常と呼ばれるような生活の姿なのかもしれません。ナラティブもエビデンスも「こじつけ」性と人との関係性によって、関心が向けられたり、そうでなかったりするものなのでしょう。そして、どんな「こじつけ」性を拒否して、どんな「こじつけ」性を受け入れているのか、ただそのことだけが物事の正しさを決めているのだとしたら、ビックデータを解析したＡＩによる判断と人との関係性も、「こじつけ」性に対する社会の関心に依存するのかもしれません。

11　新型コロナウイルスの感染が大きく拡大した２０２１年、疥癬治療薬のイベルメクチンに関心が集まった。同薬が新型コロナウイルス感染症の予防や治療に有効である可能性が様々なメディアで、たびたび報じられた。
　しかし、２０２１年4月に報告されたランダム化比較試験において、新型コロナウイルス感染症に対するイベルメクチンの有効性は示されなかった。Eduardo López-Medina, et al. Effect of ivermectin on time to resolution of symptoms among adults with mild COVID-19. JAMA. 2021; 325: 1426-35.

JCOPY 498-01416

ナラティブ、関係性、そしてクオリア

もうずいぶん前になりますが、ＣＭＥＣ（Community Medicine Evidence Center）[12]主催のワークショップで先生とご一緒させていただいた時の話です。御茶ノ水駅のすぐ近くにある定食屋さんで、お昼ご飯を食べながら先生がクオリアについてお話されていたのを思い出しました。その時は「リンゴの赤さ」という話をされていたかと思います。日本語では感覚質と訳されるクオリアの概念は、僕たちが主観の内に体験できる現象、統計データでは客観的に記述できない何かと言ってもよいのでしょう。「赤さ」は確かに僕たちの主観の内に感じるものですが、その情動を言葉にしても赤さとしか表現できませんし、統計的なデータとして客観的に示すことは不可能です。そしてクオリアとしての赤さは、人それぞれで異なっている可能性があるということ、その差異を知ることは絶対的に不可能であるということは「こじつけ」性が生活の大部分をしめていることと似ている気がしました。

ある薬に効果がある、というような論文が存在したとしても、論文に示された効果と、人それぞれクオリアとして体験できる効果は必ずしも一致しません。「薬が効いた（あるいは効かない）」というようなクオリアは、物理学的あるいは生理学的因果と呼ばれるような科学的真理（真実）とは独立しており、むしろ「こじつけ」性との関係性によっ

12　エビデンスを媒介に、医療者と地域の住民をつなぐことで、よりよい医療サービスを提供して行こうというプロジェクト。公式ウェブサイト：https://cmec.jp/

JCOPY 498-01416

てその効果が実感できるかどうかが変わる側面があります。

情報が表わしているもの

先生のご著書には印象に残る文章やフレーズが多いのですが、その中でも僕が好きなフレーズは**「情報が表しているもの3つ」**—すなわち**真実－偶然－バイアス**です。バイアスや偶然の影響により真実がゆがめられてしまうことは、客観知あるいは科学的な観点からすれば好ましいものではありません。しかし、僕たちは科学的世界像だけを生きているわけではない、という主張もよく分かります。だからこそナラティブのような概念が注目を集めるわけですよね。科学的真理が存在するからといって、人の生活すべてが科学的真理に従っているわけではないというように。

僕たちが生きている日常は科学的ではないもの、非合理的なものであふれています。それこそ偶然やバイアスの方が生活の豊かさにつながっている側面も少なくありません。不安や心配を和らげるため、何かに祈りをささげたり、健康に良くないと知りつつも飲酒や喫煙をすることもあるでしょう。人間の生活の大部分、それは倫理や政治と呼ばれるものでさえ、クオリアを考慮して初めて理解できるものなのだと思います。

科学的真理とクオリア

ＥＢＭを実践する上で、「入力」した論文情報の「出力」が困難な理由は、人それぞれのクオリアとしての世界認識が、あまりにも複雑な出来事の連鎖の網の中で意味づけられているからなのだと思います。端的には価値の多様性と言いましょうか。それについて、僕が思うのは誠実性とか倫理性とか、言葉にしてしまえば身もふたもないようなものです。ただ、科学的真理とクオリアのギャップを誠実に取り扱うということを常に頭の片隅に置いておきたいと考えています。医学的な介入の効果について、その科学的真理とクオリアのギャップをプラセボ効果と呼ぶのか、宗教的儀礼の恩恵と呼ぶのか、奇跡と呼ぶのかは自由なのだと思います。しかし、そのギャップを巧みに利用して、あたかも真実だけで構築されているように表現することには小さくない抵抗を覚えます。

科学的知見は言語的情報である限り、常に「こじつけ」性の中にありますが、その「こじつけ」性の使い方が健全なものかどうかが科学を科学たらしめる一つの基準としてみたらどうだろう。そうすれば人は多様な依存先を発見することができ、偶然的な出会いにあふれた豊かな生活を見据えることができるのではないか……僕はそんなことを考えています。

敬具

2021年3月17日

JCOPY 498-01416

目的に沿った健全な対応から離れて
——集団のデータから個人個人を想像すること

from Nago to Aoshima

拝啓

五度目のやり取りですか。

やり取りが、お決まりの予定調和的な何かにならないように、新しいきっかけを生み出すものになるように、そんなことを考えながら、毎回書いてきたつもりですが、なかなかむつかしいですね。

青島さんと私の手紙の往復が、二人にとって新しい出会いになっているのかどうか。そんな評価の軸だけははっきりしたと思いますが、その評価の結果がどうなのか、手ごたえがないままに、またこうして返事を書いています。

手ごたえがないというと、書くことがむつかしいということでもありますが、その反面、この手紙が新しい出会いになるように、書き続けることができている、ということかもしれません。さっさと書けてしまうような手紙は、書くまでもないでしょう。新しい何かとの出会いは容易ではありません。しかし困難だからこそ、何かに出会う可能性に賭けて、書こうという気になるということでもあります。

目的をもつことで出会いを見失う

「目的をもって生きると長生きできる」という研究も、まさにその新しい出会いへの道の容易ならざることを示しているように思います。目的をもって生きることが、目的の達成ではなく、長生きで評価されるんですから、目的の達成は長生きのための単なる手段に過ぎず、長生きとの新しい出会いがそこにあったという結果です。

しかし行きつく先が「長生き」では、新しい出会いどころか、最もありきたりな出会いで、面白くもなんともない。もっと何か別の出会いがあったはずだ、そんな気がしてなりません。

そもそも「目的をもって生きる」というスタートがつまらない。「目的をもって生きる」ことで何を失うか、「目的を見失う」ことで何を得るか、出会いとは、そこで起きています。

「目的をもって生きると長生きできる」という論文との出会いは、「目的をもって生きることで長生きしよう」ということにつながると、出会いとしての側面を失ってしまう。

JCOPY 498-01416

「高血圧を降圧薬で治療すると脳卒中が予防できる」という論文との出会いも同様です。それが、「降圧薬を飲んで脳卒中を予防すればいいんだ」というところに簡単にはつながらない。簡単につながるようなら、そこには出会いがない。「降圧薬で予防すればいい」という実践に迷いなく役立てられるなら、その場合には2度3度と論文を読むことはないでしょう。それは出会いというより、論文とのお別れです。

出会いというからには、そこからが始まりです。繰り返し論文を読まないではいられない。他の論文も探さないわけにはいかない。それが私と論文の出会いでした。

その出会いから始まり、とにかく繰り返し同じ論文を読んできました。前回取り上げたSHEP研究を読む中で徐々に明らかになったのは、降圧薬による脳卒中予防効果が、5年間で8%の脳卒中を5%に減らすという程度の効果であるということ、それは、ただ一つの論文で示された推定値に過ぎず、7%くらいまでしか減らさないかもしれないし、3%まで減らすかもしれないというあいまいなものであるということ、減らさないという可能性も残されていること、さらには、高血圧の患者といっても、90%以上の人は降圧薬を飲む飲まないに関係なく5年くらいでは脳卒中を起こさないこと、などなどです。

そんなあいまいな効果にもかかわらず、世の中は高血圧を放っておくなんてできないという方向に大きく振れています。振り返ってみれば、SHEP研究を読んだ時点でも、すでに多くの高齢の孤立性収縮期高血圧の患者はすでに降圧薬を飲んでおり、有効とい

JCOPY 498-01416

う論文が出ていないにもかかわらず、すでに治療が広く普及していたことが、最も驚くべきことでした。

　降圧薬を飲むか飲まないか、それはどういう論文結果かで決まるわけではない、と言えば当たり前のことですが、だからこそ、私と論文の出会いもあったわけです。論文が重要でありながら実際には大して役立っていない現実の中でこそ、論文と出会うことができたということです。

「降圧薬で脳卒中が予防できる」という論文を読んだ結果はっきりしたのは、論文の結果がどのようなものであっても、現実の世の中は、それとは別に動いているということでした。

　仮に論文結果が、飲まないグループで１００、降圧薬を飲むグループで０だとしても、降圧薬を飲まない選択肢は残ります。逆に予防できるかどうかが明らかでなくても、薬を飲む選択肢があります。そして、現実は後者の選択肢に大きく傾いています。

　新型コロナのワクチンについての世の中の動きを見てもそれは明らかです。ワクチン接種しないグループで１００の感染が、ワクチン接種グループで５[1][2]という大きな効果を示していても、ワクチンをうつかどうか迷うという世の中で、効果がはっきりしなくても多くの人が降圧薬を飲んでいる高血圧とは反対です。

1 Fernando P Polack, et al: Safety and Efficacy of the BNT162b2 mRNA Covid-19 Vaccine. N Engl J Med. 2020; 383: 2603-15. PMID: 33301246.

2 Lindsey R Baden, et al: COVE Study Group. Efficacy and Safety of the mRNA-1273 SARS-CoV-2 Vaccine. N Engl J Med. 2021; 384: 403-16. PMID: 33378609.

JCOPY 498-01416

「こじつけ」の「健全性」

しかし、さらに不思議なことに、こうした変な世の中が現実だったからこそ、私や青島さんが、論文を読むのをやめられなくなったということです。まともでない状況こそが、論文との出会いの可能性を開いてくれたんですね。

ここで起きていることは、青島さんが「こじつけ」と表現したことそのものでしょう。高血圧は、降圧薬を飲んだ方がいいと「こじつけ」、ワクチンはうたない方がいいかもと「こじつけ」ているということですね。しかし、その「健全性」となるとなかなかむつかしい。どういうふうにもこじつけることができる世の中はまあまあ「健全」だと思いますが、科学だけが突出するような世の中はかえって「不健全」かもしれません。そこで青島さんは次のように書いています。

科学的知見は言語的情報である限り、常に「こじつけ」性の中にありますが、その「こじつけ」性の使い方が健全なものかどうかが科学を科学たらしめる一つの基準としてみたらどうだろう。

そこでの科学性の使い方、端的に言えば医学論文の使い方が「健全」であるかどうかが重要だという指摘です。ＥＢＭの４つ目のステップにほかなりません。さらに、それと対をなして、もう一つの指摘が印象に残りました。以下の部分です。

「論文を読んでいると研究に参加した被験集団の健康状態は一つのパラメータに過ぎない側面があります。追跡期間中に重篤なイベントが発生していようが、「体調を心配する」というような情動は働きません」

現実で起きていることと論文結果の乖離には、「論文を読んだところで、論文の研究に参加した個人個人に対して情動が働かない」ということが少なからず作用しているのではないでしょうか。この部分を読んで、そんなところに考えが及びました。

寺山修司の詩に「なぜ東京都の電話帳はロートレアモンの詩よりも詩なのか」③という表題の詩があります。詩人は電話帳の一行一行からその人自身を想像します。詩人にとっては、「なぜ医学論文はロートレアモンの詩よりも詩なのか」ということです。詩人は、電話帳の一人ひとりの人生に関心を寄せるように、研究中に亡くなったり、病気になったりした一人ひとりに思いを寄せるのでしょう。

しかし、論文を読むときに、その研究中に亡くなった人がどんな人であったか、想像しながら読んでいる医者や薬剤師がどれほどいるでしょうか。青島さんの指摘はまさにそういうことでしょう。

3 寺山修司詩集：現代詩文庫52・思潮社・1972年：「東京都の電話帳が詩だ」というのは、「ランダム化比較試験参加者の一覧が詩だ」というふうにも言えそうだ。それに対して、ロートレアモンは「マルドロールの歌」の中で「手術台の上のミシンとこうもり傘の偶然の出会いのように美しい」なんて言っていて、ここにも「偶然」、「出会い」なんて言葉が出てきてびっくりする。私の言葉の大部分は誰かの言葉、ここでも「私は私以外のものからできている」ことが示されている。

JCOPY 498-01416

「健全性」と、「個別化」

そこで「医学論文を健全に利用する」ということはどういうことかというわけです。まずは、医学論文の結果を単なる数字の羅列や統計学的にどうかというだけでなく、研究期間中に起こった個々のイベントを起こした人にまで思いを巡らしてみるということでしょうか。

「降圧薬を飲まない場合、あなたが5年以内に脳卒中になる確率は８％ですが降圧薬を飲めば5％にまで低下します」という説明が伝わらないのは、医療者の情動が働かないことに対する患者のいらだちが、科学的な説明であればあるほど増幅されるためかもしれません。

しかし、脳卒中や心筋梗塞になったりならなかったりした研究対象者一人ひとりにまで思いを寄せるといっても、それで実際的にどういう効果があるかというとよく分かりません。「健全に利用する」という方向に多少は向かっているかもしれませんが、ただの言葉遊びのような気もします。

さらには一人ひとりを思うことと、その全体を思うことは地続きです。脳卒中になった一人ひとりを思い、治療をしないことでそれが50人多い、１００人多いというふうにつながると、今度は再び一人ひとりから離れ、とにかく血圧が高い人は全員薬を飲むべきだというような、個別化とは反対の方向に行きかねません。情動は個人個人だけでなく、その一人ひとりを束ねた集団に対しても働きます。論文の結果は、むしろそうした集団に対する情動を喚起しやすいと思います。

それではいったいどうすればいいのか。私にもさっぱり分かりません。「エビデンスなど所詮平均値です。あなたに何が起こるかなんて分かりません」、そんな言い方が、むしろ患者の情動に触れるかもしれないという気もします。

「他人事」であることの「健全性」

「健全」ということが、そもそも間違っているのかもしれません。そうだとすると、「健全」に代わる何か別の言葉を探す必要があるということでしょうか。

案外、「適当」[4]というような言葉が適当な気もします。

私自身を振り返れば、論文中の亡くなったり病気になったりした人たちに対する想像力を欠いているだけでなく、診察室で対面している患者に対しても、そうした想像力を欠いているというのが、現状です。そこに「健全」な感情の動きを求められても、「そ

4 「適当」のように、まるで反対の意味を同時に表す言葉は、文脈によってどちらかの意味を表しているというより、両方の意味を含意しているところが面白い。面白いと同時に、両方の意味を含むということが、現実をよりよく表しているという気もする。

JCOPY 498-01416

んなの他人事だから、何とか仕事として続けているだけだ」というのも、あながち間違ってはいないようにも思います。

この想像力を欠いた、無感情が問題なのかどうなのか、そこから考え直す必要がありそうです。電話帳は電話帳として読めばよい。医学論文は医学論文として読めばよい。何も医学論文に詩を求めることはない。ただそこへ詩や小説のような要素を付け加えることは必要だ。長々と書いてきましたが、そういう単純なことを、ただややこしく書いただけではないか、そういう疑いもあります。

他人事であるのがむしろ良いことではないか。あるいは、想像しないことの方が「健全」ではないか、そういう視点で考え直すことが必要かもしれません。

一区切りにするには、いささか、不安定な結末になってしまいました。しかし、この不安定さをこのまま放置することなく、次の返信への力にできるよう、しばし考え続けたいと思います。

敬具

2021年3月28日

JCOPY 498-01416

第六便

現象を救う言葉と詩人

from Aoshima to Nago

拝啓

ここ最近、気温も暖かくなり、街景色もいつの間にか春めいてきました。エアコンのスイッチを入れる頻度も徐々に減り、栃木県でも桜が満開となっています。春は出会いや別れの季節なんて言いますけど、年度の節目に生活環境が大きく変わる人が多いからなのでしょう。この環境の変化が大きいほど、そこから少し先の未来を予測することが難しくなります。この予測のつかなさが、思いもよらぬ偶然的な出会いのきっかけになることもあるでしょう。僕は春という季節が好きだったりします。

先生のお手紙を拝読していて感じたのは、**「詩」から得られる言語解釈の多様性**です。その解釈プロセスはまた、偶然と呼べるような要素に満ち溢れています。詩は、その短い文章の中に言葉の表面的な意味だけではなく、様々なメタファーが含まれています。美学、風刺、あるいは娯楽……。そのメタファーを正確に言語化することは困難ですが、詩からあらゆるメタファーを削ぎ落し、その言わんとしていることを合理的な言葉に翻

JCOPY 498-01416

訳したときに零れ落ちてしまうものは何だろう。それは「副腎」に近いものだったりするのではないだろうか。そんなことを考えています。

また、医学論文に示されている統計的有意な差、あるいは95%信頼区間の意味を日常の言語に翻訳したときに失われる言葉たちは、詩を合理的に翻訳にすることで失う言葉たちと、やや異質なものであるような気がしています。具体的に何がどう異なるのかはよく分からないのですけど、先生が挙げてくださった「適当」という言葉にそのヒントが隠れているように思いました。

観光客という視点

身の回りの環境が変わることで、思いもよらぬ偶然的な出会いや発見の可能性が高まる。間接的にそのような状況を体験できるのが旅行だったりします。「適当」という先生の言葉を目にして、真っ先に思い浮かべたのが**「観光客」**という概念でした。むろん、文字通りの単なる観光客の意味ではなく、東浩紀さんの著書**『ゲンロン0 観光客の哲学』**[1]で展開された「観光客」の概念です。僕自身が観光客の哲学を十分に理解しているとは言えませんけれども、少しだけそのアウトラインをなぞることから始めたいと思います。

1 東浩紀．ゲンロン0 観光客の哲学．株式会社ゲンロン．2017年。

JCOPY 498-01416

この「観光客」という概念は、「村人」と「旅人」の中間点にあります。村人とは（当たり前ですけど）それぞれの土地に住まう人々のことです。その土地で生まれ育ち、その土地や所属する共同体に深い思い入れがあり、その土地に対して有責な仕方で関わる人たちのことを差します。他方、「旅人」は安住の地を求めず、生涯にわたり生活の場所を変えていく人たちのことです。自らが所属する社会を持たず、どの共同体にも属さない存在ですから、そう簡単になれるものではないですね。旅を続けるというのはなかなかに過酷な生き方だと思います。

しかし、「観光客」は「旅人」とは異質な存在です。一般的に旅をするという行為は、往々にしてこの観光客になるということです。自分が住まう場所は観光する場所とは別にある。つまり帰る場所はあるのですが、それにもかかわらず旅をすることができる存在が「観光客」です。そして、訪れた旅先の生活様式に対して、そう多くの有責性を持ちません。ひどい場合にはゴミをポイ捨てして、その土地に住まう村人を困らせることもあるでしょう。ある種の無責任さを伴うのが観光という行為なのですけど、そこに良くも悪くも「適当さ」を感じるのです。

例えば、観光客は観光対象を学術的に調査するために観光するわけではありませんよね。画集など一度も見たことのない人がフランスのパリに赴き、ルーブル美術館でモナリザを見ながら、これはすごい絵だ……なんて思うわけです。あるいは歴史の専門家で

JCOPY 498-01416

もない人が、ポーランドにあるアウシュヴィッツ・ビルケナウ強制収容所を見学したりします。こうした振る舞いはあくまでも娯楽の一つであり、対象を学術的に正しく理解することなどは最初から目的とされていません。しかしそれにも関わらず、観光対象についての理解や、それに付随するコミュニケーションから、新たな世界が開けることがあります。例えばフランスのモン・サン＝ミッシェルを見て、フランスとイギリスの歴史に興味を持つような仕方で。

観光から誤配へ

環境が変わることで、当初の目的が大きく変更されている、意図されなかった道が突如として開けてくる……。僕はここに「副腎」を感じています。ここでいう環境とは、自分が今立っている物理的な場所という意味だけではなく、インターネット環境や、人間関係、あるいは何気ない身の回りの出来事など、あらゆる生活の場を意味するものです。例えば、何かを調べるときにグーグルの検索ボックスに日本語を入れ、情報収集することは日本人の常だと思います。しかし、検索ワードを英語に変えるだけで、ウェブブラウザに表示される情報は全く異なったものになります。環境が変わることで意図しなかった何か、あるいは予測できない何か、その何かに出会う可能性が、ほんの少しでも上がることは確かだと思います。このことは、当初の目的からすれば、失敗やミスコミュニケーションという側面もあるでしょう。しかし、この失敗やミスコミュニケーションこそが論文情報を扱う上で、なにか重要なヒントを与えてくれるのではないか……そんな気がしました。

「観光客が観光対象について正しく理解することなど、まず期待できない。しかしそれでも、その『誤配』こそが新たな理解やコミュニケーションにつながったりする。それが観光の魅力なのである」[2]

東浩紀さんは、**「配達の失敗や予期しないコミュニケーションの可能性を多く含む状態」**を誤配と呼んでいます。詩に含まれるメタファーの解釈可能性も誤配に満ちているように思うのです。他方で、論文結果が示す統計的なデータは、詩を解釈することと比べれば、相対的に誤配の可能性が小さいように感じてしまいます。文学と科学という学問的グラデーションの両極に何らかの差異があるのだとしたら、どれだけ誤配しうるのか、その程度の違いなのかもしれません。

エビデンスの活用と「言葉」による誤配

先日、「空間除菌」グッズの是非をめぐるテーマで取材を受けました[3]。「空間除菌」グッズとは、二酸化塩素などの物質を放散することで空気中に存在する菌やウイルスを除菌できると謳われた雑貨製品です。コロナ禍にあっては、感染対策に効果があるというようなイメージで同製品の売り上げが大きく増加したようです。

2 東浩紀．前掲．p．159。
3 「空間除菌」の効果うたう根拠への「疑問」 薬剤師が論文を読むと？ 「効く？」ドラッグストアでモヤモヤ。https://news.yahoo.co.jp/articles/7aaf4cc536db78f7ff05c89edfbaf6ad02f4eba4

JCOPY 498-01416

空間除菌製剤を製造販売している会社の中には「エビデンスに基づくマーケティング」、つまりEvidence-Based Marketing（まさにＥＢＭ!?）を掲げていたりするわけですが、エビデンスという言葉も多義的であることを指摘したくなります。ただ、このこと自体はそれほど重要な問題ではないのだと思います。

これまでのお話を振り返れば、エビデンスに基づくマーケティングなんてしなくても空間除菌製品は売れたのだと指摘できるでしょう。エビデンスに示された客観的な統計情報は詩的というよりも科学的、あるいは非常に合理的なものですから、情報から受けとる誤配の可能性は決して高くはありません（もちろん、エビデンスの恣意的な解釈という範疇で誤配の可能性はあるわけですけども）。

他方で「空間除菌」という言葉はどうでしょうか。「春」という言葉が、桜が舞い落ちる光景、あるいは出会いと別れの季節を想起させる強いメタファーであるように、「空間除菌」という詩的な言葉にこそ、誤配の可能性が多分に含まれている。だからこそ、この製品は消費者にとって、多様な可能性を夢見させてくれたのかもしれません。それこそ、生活になじむ言葉は、論文結果でも、エビデンスに基づくマーケティングでもなく、「空間除菌」という、ある種の「詩」だったのでしょう。そういう意味では、科学的知見（エビデンス）よりもむしろ、寺山修司のような詩人たちの方が、現象を救うものとして優れているといえるかもしれません。

観光客的な知の在り方がもたらす可能性

観光客的な「知」の在り方は、権威（エビデンス）がもたらす「知」の在り方と対極をなしているように思います。専門家が主張するような、いわばフォーマルな知と、「観光客」が発信するカジュアルな知を比べてみたときに、知の質という観点からすれば妥当性に優れたフォーマルな知も、受容性という観点からすればカジュアルな知に劣る側面があります。マスメディアのような権威性を帯びたメディアから、ソーシャルメディアのような観光客的メディアの台頭によって、この傾向は今後より顕著になるのかもしれません。

つまりソーシャルメディアを通じて拡散した観光客的な知によって、社会的常識が形作られていく可能性です。これは一見すると、社会における学問知の劣化を意味するようにも思えるのですが、むしろその逆に、学問知の洗練化も起こりえますし、すでにTwitterなどのソーシャルメディアでも、観光客的でありながらも質の高い知のコンテンツが散見されるように思っています。

微力ではありますが、僕自身もツイットキャスティングというソーシャルメディアを利用して医学論文の抄読会を、よりカジュアルな仕方でラジオ配信していたりします。

JCOPY 498-01416

最近ではYouTubeなどによる動画配信コンテンツも様々な学びの場として活用されるようになってきました。伝統的な専門書を開いて学ぶ従来の学びのスタイルから、自分が学びたいと思う分野をソーシャルメディアのコンテンツを利用して隙間時間に学んでみる。学びを提供する側も受け取る側も、双方で観光客化が進んでいるような気がしています。

論文情報を健全に使うということを意識すればするほど、科学的な何かから遠ざかってしまう。そこには先生がおっしゃるように**「医療者の情動が働かないことに対する患者のいらだちが、科学的な説明であればあるほど増幅される」**からなのだと思います。だからといって、非科学的な医療が健全であるということにも、いささかの抵抗があります。トンデモと言われるような医療と、いわゆる科学的な根拠に基づく医療もグラデーションの中にあるといってもよいわけですが、両極に触れることだけでは避けたい。村人にも旅人にもならず、僕は観光客でいたいと思うのです。

実際のところ、「臨床判断の四要素（エビデンス、患者の想いや価値観、医療者の経験、患者を取り巻く環境）を考慮せよ」と言われても、それではエビデンスは無力なのだろうか、と思わざるを得ない場面は少なくないように思います。

論文情報を前に、健全な感情の機微を意識することよりも、「他人事である」ことの方が健全なのかもしれません。ただ、この「他人事」的な何かを観光客的な視点でとらえてみたらどうだろうか……そんなことを考えています。医学論文が表すものに誤配の可能性を付与していく。ある意味で医療者は「詩人」になる必要があるのかもしれません。なかなか考えがうまくまとまりませんが、先生のご意見を伺うことができたら幸いです。

敬具

2021年4月1日

この頃日本は

	社会の出来事	医療の出来事
4月	・コロナウイルスの感染者が増加傾向にある宮城県・大阪府・兵庫県において、蔓延防止等重点措置を発令。その後、東京都・京都府・沖縄県にも拡大　4/25 緊急事態宣言。 ・1日ごとの統計記録が残る1968年以降で、初めて「交通事故死者ゼロ」を記録。 ・菅首相がオンライン形式で開かれた気候変動問題に関する首脳会議で演説し、2030年度までに温室効果ガスを13年度比で46％削減するとの新たな目標を表明。	・バリシチニブ（オルミエント錠4mg／同錠 2mg）の効能効果にSARS-CoV-2による肺炎が追加。 ・新型コロナウイルス感染症に対するイベルメクチンの有効性を検証したプラセボ対照二重盲検ランダム化比較試験が報告され、同薬の有効性に否定的な結果(JAMA. 2021; 325: 26-1435) ・高齢者に対する新型コロナワクチン接種開始。

JCOPY 498-01416

情報のあいまいさ
―「甘い言葉ダーリン」と「津軽海峡冬景色」

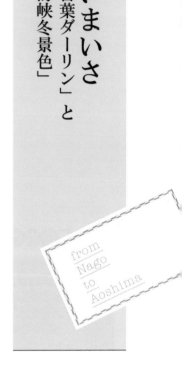

from Nago to Aoshima

拝啓

少し間が空いてしまいました。4月も後半、ゴールデンウイーク間近、新型コロナ第四波、ちょっとくたびれてます。

「あてのない旅人は知らない」

今回の手紙を読んで思い浮かんだ歌があります。

甘い言葉ダーリン (1)
あてのない旅人は知らない
眠られるゆりかごは売ってない
遠くまで道のりをのばしても

1 「甘い言葉ダーリン」井上陽水・1978年：この歌は私自身が診療する背後に常に響いている曲だ。「眠られるゆりかごは売ってない」というフレーズは、自分の仕事一つひとつに重なる。「血圧の薬出しておきますから」というのも同じ。「脳卒中を予防する薬は売ってない」のだ。「脳卒中になったら大変です。薬で予防しましょう」なんて甘い言葉で患者を引き寄せ、「眠れないゆりかご」を売りつけている毎日だ。

黄昏に十月は売ってない
甘い言葉ダーリン　早く早く
ゆれるままにダーリン　あとであとで

ささやいた恋人は知らない
かがやいた言葉だけ売ってない
やわらかな唇を探しても
想い出と指切りは売ってない
甘い言葉ダーリン　早く早く
ゆれるままに　ダーリン　あとであとで

先をゆく若者の望みでも
明日を見る目薬は売ってない
見晴らしの良い丘に座っても
かたむいた星空は売ってない
甘い言葉ダーリン　早く　早く
ゆれるままにダーリン　あとであとで

JCOPY 498-01416

「甘い言葉ダーリン」、20年前の井上陽水の歌です。村人でもなく、旅人でもなく、観光客と聞いて、「あてのない旅人は知らない」が浮かんだのでしょうか。これも誤配の一つでしょう。そもそもこの手紙のやり取りも、端から誤配を期待して引き受けたのかもしれません。あまり「なぜ『甘い言葉ダーリン』なのか」と問うことなく、思い浮かぶままに書いてます。

「あてのない旅人は知らない」ということですが、「あてのない旅人なんていない」という意味でしょうか。それとも「あてのない旅人は続くフレーズについて知らない」と言っているのでしょうか。ちょうどこれも偶然に、というわけでもないですが、今原稿を書いているすぐ横の本棚にロバート・キャンベルの「井上陽水英訳詞集」(2)があるので、この訳詞がないか探してみました。すると、なんと英訳があるではないですか。

そこに「The wandering traveler does’t notice」とあります。これだともう先の後者の意味しかありません。どうも納得できません。「は」は、必ずしも主格とは限らないので、主語はこの文の外にあって、歌い手が、あるいは歌の聞き手が、「あてのない旅人について知らない」か、「あてのない旅人なんて見たことがない」という意味にもとれるところが、この歌詞の面白いところだと思います。

日本語の助詞「は」は、なかなか面白い。まさに観光客にフィットする助詞です。誤配をもたらす「助詞」ともいえます。

2　ロバート・キャンベル．井上陽水英訳詩集．講談社・2019年：この書簡を引き受けた時に頭に浮かんでいた井上陽水の歌がある。「長い坂の絵のフレーム」だ。(Frame around the Painting of a Lengthy Slope）と、この歌も英訳が収められている。その冒頭は「この頃は友達に　手紙ばかりを書いている」と始まる。手紙と言えば「心もよう」だ。「黒いインクがきれいでしょう、青い便せんが悲しいでしょう」である。それを思い出すと、「絵」でなく「フレーム」、手紙の中身でなく、使ったインク、書かれた紙、封筒、切手。なんとなく分かる。問題は中身ではないのだ。むしろ形。手紙をやり取りするということ自体。中身より考えたこと自体。そう考えると、この書簡もまた違って見えてくることがある。

で、私は「旅人だってだいたいあてがあるんだよ」という意味で解釈すると、またこの歌の面白みが一段と増すように思います。ありがちなのは「自分探し」みたいなことですね。自分探しの旅よりは観光の方が全然いいじゃない、なんて思うわけです。

「眠られるゆりかごは売ってない」

続きは「眠られるゆりかごは売ってない」です。もうこれはそうだというしかないですね。咳を止める咳止めは売ってない。というのは、以前青島さんが指摘した通りです。さらに、自分を探したって、自分なんか売ってないよという具合に、前のフレーズが反響します。

あてがあるようでないのが観光客、あてがないようであるのが旅人。眠れないのが当たり前のゆりかご、それを楽しむのが観光客、眠られるゆりかごを探し続けるのが旅人。そうなると「村人ってだれ?」ということになりますが、すでにあてがって、眠られるゆりかごで寝ている人ということになるでしょうか。

「ゲンロン0」を読んだ時に思いもよらなかったことが、青島さんとの手紙から突然浮かびました。

JCOPY 498-01416

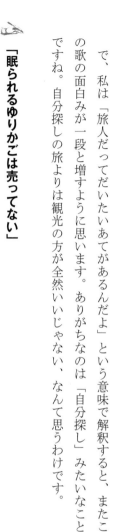

観光客としてのＥＢＭ実践

私もかつて「あてのある旅人」だったと思います。「眠られるゆりかご」を探してました。そこで「ＥＢＭ」という「あて」に出会い、診療に役立つ「眠られるゆりかご」を見つけたというのが、最初の体験でした。しかし、それはあまりにもナイーブなものでした。はからずも青島さんが書いてます。

「医学論文が表すものに誤配の可能性を付与していく。ある意味で医療者は「詩人」になる必要があるのかもしれません。」

考えてみれば、わたしも青島さんも、「医学論文の誤配」というようなことをさんざんやってきたように思います。それも、意図したわけではなく、むしろ意図とは別に、どうやっても間違って届けられてしまうほかないのが現実ということを、論文を紹介しながら、確認し続けてきたのではないでしょうか。

相対危険[3]も、治療必要数[4]も、誤配を避けられない。グラフをそのまま見てみたところでおんなじだ。統計学的に検討するとさらに誤解を深めてしまう[5]。明確なエビデンスがあることを伝えたい、なんてのは、あてのある旅人が、何か勘違いして人生の目

3　曝露（介入）群と非曝露（非介入）群における疾病の発生頻度を「比」で表す統計指標。

4　集団を対象にある介入を行った場合、介入を行わない場合と比べて、1人に効果が得られるまでに何人に介入する必要があるのかを表す統計指標。number needed to treatの頭文字をとってＮＮＴと略されることも多い。

5　統計学的検定は有意水準０．０５で行われることが多いが、Ｐ＝０．０４９なら差あり、０．０５なら差なし、というようなおかしなことが起こる。有意水準を０．０１に厳しくしようとか、信頼区間だけで評価しようとかいう動きもあるが、いずれにせよ、差がある／ないを区切る明確な基準があるわけではない。そこには必ず解釈が存在する。

的を見つけた、というようなのんきな状態だったと思います。

医学論文に「あて」はあるが、人生には「あて」がない。そう腑に落ちるまでにずいぶん時間がかかりました。ＥＢＭのステップ３までと４[6]は切り離されている、具体的にはそういうことです。

私は時々「ＥＢＭの伝道師」などと紹介されることがあります。青島さんもそうでしょう。しかしこれは間違いです。エビデンスは誤配されるしかありません。ＥＢＭ自体もまた誤配され続けています。誤配されるのがエビデンスであり、誤配され続けることこそＥＢＭの実践の現実そのもの、といった方が正確でしょうか。正しく伝えようとか、正しく実践しようとすること自体が間違いですね。

ＥＢＭの実践を通して、エビデンスによって何かが伝えられるのは間違いありませんが、伝道するような明確な何かがあるわけではありません。何を伝えているのかさっぱり分からない、その袋小路から抜け出すためのキーワードが「観光客」でしょうか。次のように言ってもいいかもしれません。

「伝道師になるな。観光客になれ」

医療を提供する側だけでなく、医療を受ける側も同じでしょう。医療者が何か解答を示してくれる伝道師だとは思うな。観光客としての患者になれ」、そういうことです。

6　EBMは、1：問題の定式化、2：情報収集、3：情報の批判的吟味、4：情報の患者への適用、5：これまでのプロセスの評価の5つのステップからなる行動様式である。ステップ3の情報がいかに批判的吟味に足る優れた情報であっても、目の前の患者に役立つかどうかはわからないというのが、現実のEBMの実践の前提である。

JCOPY 498-01416

「甘い言葉」には「あとで」

偶然、出会い、観光客、誤配、話が同じところをぐるぐる回っています。歌詞に何かヒントがあるかと思い、もう一度歌詞を読み直してみました。最後の部分に大きなヒントがありそうです。

「甘い言葉ダーリン　早く早く」
「ゆれるままにダーリン　あとであとで」

「降圧薬を飲めば脳卒中を防げますよ。早く薬を飲んでください」。そんな言葉は「甘い言葉ダーリン」だ。そこまではよく分かる。しかし、「ゆれるままにダーリン　あとであとで」とはどういうことか。とりあえず、「言葉とともにゆれていろ、慌てて薬なんか飲むことはない」ということでしょうか。しかし、それもまた「甘い言葉ダーリン」かもしれない。

降圧薬を飲めというのも、飲むなというのも、どちらも「甘い言葉」。そんな甘い言葉は知らないでいた方がいい。「あてのない旅人」として、ゆれていればいい、そういうことか。そうだとするとロバート・キャンベルの訳詞の方が正解ですね。

「息でくもる窓のガラスふいてみたけど」

そこでまたもう一つ歌を思い出しました。「津軽海峡冬景色」です。この歌は全部紹介するまでもないでしょう。私に思い浮かんだ部分だけを挙げてみます。

「北へ帰る人の群れは誰も無口で」[7]

「北へ帰る」のは村人でしょうか。東京へ旅して、北へ帰るのでしょう。それではその傍らにいる主人公はどうなんでしょう。旅人でしょうか。あるいは周囲の人と同じように「北へ帰る」村人でしょうか。ただ観光客ではなさそうです。

しかし、この人が救われる道は案外観光客になることではないか、そんな気がします。

「ごらんあれが竜飛岬　北のはずれと　見知らぬ人が指をさす」[7]

これは観光客っぽいですね。しかし、それを見知らぬ人というのは何者か。観光客が竜飛岬を見ているのに対し、何を見ているのか。歌は続きます。

「息でくもる窓のガラス　ふいてみたけど　はるかにかすみ見えるだけ」[7]

7　「津軽海峡冬景色」石川さゆり・1977年：この原稿を書く直前にテレビでこの歌を聴いたところで、このフレーズが頭の奥でリフレインしていた。拙著『続EBM実践ワークブック』南江堂・2009年の「はじめに」にも同じようなことを書いている。EBM実践の結果、「予言者でもない限り、目の前の患者にどうすればよいかはっきりと分からないことだけがはっきりとわかる」と。

JCOPY 498-01416

竜飛岬ではなく、かすみを見ていると。そのかすみは、くもりをふいたガラスの向こうに見えていると。何か自分が経験してきた論文の読みそのもののようなことが歌われていてびっくりします。

ＥＢＭを実践する中ではっきりしたことは、くもった眼鏡で見ていた景色を、くもりのない眼鏡で見たら、そこではっきり見えたのは、くもった世界だった、ということです。なんと「津軽海峡冬景色」じゃん。

で、それがどうしたというわけですが、観光客は竜飛岬を見てしまう。旅人だか、村人だかは、かすみを見てしまう。それでは観光客が、くもりガラスをふいてみる景色は一体何か、それが今回の宿題のようです。

一層わけの分からないことになってきましたが、今しばらく、ここにとどまって考え続けたいと思います。

敬具

２０２１年４月17日

JCOPY 498-01416

第七便 医学論文と小説、そしてメディア

from Aoshima to Nago

拝啓

新型コロナウイルスの感染が再拡大という局面を迎え、東京では緊急事態宣言が三度、発出されるとのことです。季節の変わり目で寒暖差が激しい時期、体調も崩しやすいかと存じます。どうかご自愛ください。

井上陽水さんと言えば僕が幼いころ、母が台所に向かいながら口ずさんでいた記憶があります。おぼろげな記憶なので定かではありませんが、「リバーサイドホテル」という曲だったと思います。あらためて調べてみると１９８２年の発売ですから、僕が２歳のころですね。

僕が音楽を聴き始めるようになったのは中学一年生のころで、ちょうど「Make-up Shadow」が発売された年でした。最近になって、「ヨルシカ」という音楽ユニットがこの曲をカバーしていて、聞き覚えのあるイントロに懐かしさを覚えながら返信を書いています。

JCOPY 498-01416

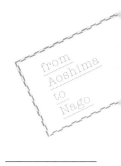

翻訳というプロセスで失われるもの

「甘い言葉ダーリン」という歌詞をめぐるお話、そして「あてのない旅人『は』……」に続く誤配の可能性。場面や景色を説明する言葉が少ない文章ほど、誤配の可能性で満ち溢れています。おおよそ詩の魅力とは、このような誤配の可能性の高さにあるのかもしれません。他方で、分かりやすく説明的な言葉にすればするほど、文意は鋭く、解釈の余地が狭まります。このことはまた、誤配の可能性も低下するということなのでしょう。それが良いことなのか、悪いことなのかは状況次第なのかもしれません。ただ、先生のお手紙を拝読していて印象的だったのは、日本語を英語に翻訳することは、ある特定の言語的解釈だけに関心を向けるプロセスを含んでいることです。

「あてのない旅人は知らない」という文章を、「あてのない旅人なんていない」と解釈するか、あるいは「あてのない旅人は続くフレーズについて知らない」と解釈するか、そのどちらかが定まらないからこそ、誤配の可能性で満ちています。しかし、「The wandering traveler does't notice」と訳すことで、解釈が一つに固定され、文意は明確になる反面、誤配の可能性が失われていきます。

そういう意味では、例えば村上春樹さんの小説を英語で読むとはどういうことなのでしょうか。彼の日本語で表現される独特のメタファーは英語の中でも輪郭を失わずに存在しているのでしょうか。村上さんが描く「まるで〜のように」というような世界観は「just like」なのか、「like some」なのか、それとも「as if」なのか……。どう翻訳するかで、その文体に含まれている誤配の可能性は少なからず変化することでしょう。あるいは新たな誤配の視点が生まれて、文学としての魅力が増していくものなのでしょうか。そんなことを考えています。

そういえば村上春樹さんの一作目の小説『風の歌を聴け』は、最初に英語で書いて、それを日本語に翻訳していくことで、あの独特の文体を作り上げたそうです。むしろ英語独特の構文構成こそが、彼が描き出す表現の豊かさにつながっているのかもしれませんね。

伝道師に基づく医療!?

僕は本を読むことが好きです。ただ、小学校の課題として出されるような読書感想文が苦手でしたし、あまり好きではありません。なんとなく最初から何らかの感想ありきで本を読まなければいけないというような、そんな圧力を感じていたからなのだと思います。予定調和的な何かが期待されているような気がして、ちょっと重たいのです。こんなふうに読まなくてはいけない、このように書くべきだ……そのようなプレッシャー

JCOPY 498-01416

を少なからず感じてしまうと、どうしても抗いたくなるのが僕のねじくれた性格です。

ただ、そうしたプレッシャーを医療者が論文を読む際にも、程度の差はあれ感じているのではないかと思っています。研究結果に正しい解釈があるような、そうした漠然とした思いの中で論文に向き合っている。自分の読み方、解釈の仕方は誤っていないだろうか、そんな不安を覚えてしまう。だからこそ、論文抄読会を面白いと感じるのかもしれません。正しく解釈せよ、というプレッシャーの中で、不安を解消するために他者の解釈をどうしても知りたくなってしまうのです。

医学論文と小説はとてもよく似ています。いえ、小説にしろ、医学論文にしろ、ニュース記事にしろ、人が目にする「情報」のすべては、常に誤配の可能性という共通の性質を帯びています。そのような背景の中で、正しい情報解釈を知り尽くした「伝道師」と呼ばれるような何かに期待が集まり、権威に対して批判的（中立的）であるはずのＥＢＭ実践も、結局のところ伝道師という権威に基づく医療にとって代わられてしまう恐れをはらんでいます。エビデンスの質と推奨の強さを、システマティックにグレーディングする手法、ＧＲＡＤＥ[1]もまた、「伝道師」的役割を担った何かと言えるかもしれません。

しかし、現実にはどれほど正しい解釈の存在を望んでも、あるいは伝道師的な権威が実在しようとも、そんなこととは無関係に誤配の可能性が広がっています。このように

1 Grading of Recommendations Assessment, Development and Evaluation. 近年、システマティックレビューや診療ガイドラインの作成や理解のための標準的な手法になりつつある。

読まなくてはいけない、こう書くべきである……そうしたプレッシャーに捕らわれることで、誤配の可能性に気が付かない、あるいは見失っているだけなのかもしれません。

「である」から「すべき」を導けないことについて

『医学論文に「あて」はあるが、人生には「あて」がない』。先生がご指摘した**『EBMのステップ3までと4は切り離されている』**ことは、「である」から、「すべき」を論理的には導けないことに似ています。「事実」と「解釈」に論理的な繋がりはないということですが、実際には「誤配」による接続可能性が失われたわけではありません。むしろ、事実と解釈が誤配によって接続されるからこそ、僕たちの日常が成立している側面もあります。

誤配のエビデンス

事実と解釈の誤配について、興味深い研究を最近になって知りました。MMRワクチン[2]の予防接種率を高めるには、どのようなメッセージが効果的なのかを検証したランダム化比較試験[3]です。2014年に米国小児学会誌に掲載されました。先生はすでにご存じかもしれませんが、研究の概要とその結果を簡単にまとめます。

この研究では子供を持つ成人1,759人が対象となり、次の5つの群にランダム化

2 はしか(Measles)、おたふく風邪(Mumps)、風しん(Rubella)の3疾病を予防するための混合ワクチン(三種混合ワクチン)。

3 Brendan Nyha, et al. Effective messages in vaccine promotion: a randomized trial. Pediatrics. 2014; 133: e835-42. PMID: 24590751.

JCOPY 498-01416

されました。

① MMRワクチンが自閉症を引き起こすということに根拠がないことを説明する米国疾病予防管理センターの情報を提供（誤った信念の訂正を試みる介入）

② MMRワクチンによって予防できる病気とそのリスクに関する文字情報を提供（リスクを強調する介入）

③ MMRワクチンによって予防できるはずの病気に罹患した小児の画像情報を提供（リスクをビジュアル化する介入）

④ MMRワクチンによって予防できるはずの病気に罹患し重症化した子をもつ母親の語りを提供（感情に訴えかける介入）

⑤ 鳥の餌付けのコストとメリットを提示する対照群（ワクチンとは関係のない情報を提供）

その結果、いずれの介入群においても、ワクチンを積極的に接種する意図を高めることはできませんでした。①の介入では、ワクチンが自閉症を引き起こすという誤った認識を訂正させる傾向にあったようですが、ワクチンの接種意欲はむしろ低下しました。また、病気に罹患した小児の画像提供は、ワクチンと自閉症の関連性に対する信念を高めてしまいました。さらに母親の語りの提供は、深刻なワクチンの副作用に対する信念を高めてしまいました。あらゆる介入が裏目に出てしまったという結果です。

JCOPY 498-01416

意見が対立しているグループに話し合いをさせたら、ますます頑なに自分の考えを信じるようになってしまった……そんな効果をbackfire effectと呼ぶそうです。人は、自分が信じたくない情報や、自分にとって都合の悪い証拠に遭遇すると、もともと持っていた信念を変えるのではなく、むしろそれを拒否して、当初の信念をより強めてしまうことがあります。

誤配の可能性を突き詰めて考えたとき、そこに見え隠れするのは「言語」というメディアを扱うことの難しさです。単純なデジタル信号の方が効率的かつ正確に情報を伝えられます。しかし、言語という伝達手段は最初からそういうものではないということを、僕たちは時に忘れがちです。だからこそ、「わかりやすい」ことに価値を見い出し、「話し合えば分かる」などといったフレーズがとても綺麗に映るのでしょう。しかし、言葉は極めて「観光客的な情報伝達手段」であり、言葉を使う人間はそもそも潜在的に観光客なのだともいえます。ただ、そのことに自覚がないか、あるいは自分が観光客的存在であることを忘れているだけなのかもしれません

「どうやっても間違って届けられてしまうほかないのが現実ということを、論文を紹介しながら、確認し続けてきたのではないでしょうか」

まさに先生のご指摘の通りです。それゆえ、エビデンスの誤配の可能性について考え

JCOPY 498-01416

続けてきたのだと思います。

メディアの役割と誤配

第5便でも触れましたが、先生のご著書の中に**「情報が表すもの三つ」**というフレーズが出てきます。情報は「真実」か「ウソ」かに二分できるような単純なものではありません。情報と呼ばれるものには、その性質上「真実」だけでなく「偶然」や「バイアス」が少なからず含まれています。

そんな情報を記録し、媒介するツールがメディアです。メディアは事実報道、すなわちジャーナリズムという役割を担うとともに、娯楽（エンターテインメント）、広告・宣伝（アドバタイズメント）という役割も担っています。この三つの要素と、「情報が表しているもの三つ」がなんとなく似ているような気がするのです。確かに、情報とメディアの性質はそれぞれ異なる要素で成り立っており、同じ三要素に分類できるからと言って明確な対応関係があるわけでもありません。ただ、メディアは情報の性質を巧みに利用していますし、情報の三要素（偶然、バイアス、真実）、そしてメディアの三要素（事実報道、娯楽、広告・宣伝）を違和感なく架橋するものこそが誤配なのだと思います。

医療情報も例外なくメディアによって媒介されますが、メディアの種類によって情報の伝達速度および流動性が異なります。とりわけ、YouTubeやTwitter、Instagram、Facebookなどのプラットフォームによって情報が可視化されるソーシャルメディアは、従来型マスメディアと比較して情報の伝達速度が速く、その流動性も高いといえるかもしれません。

エビデンスの賞味期限を検討した研究[4]が2007年に報告されていましたが、例えばソーシャルメディアで拡散されている医療情報は、たとえエビデンスに基づく良質な情報であったとしても、常に暫定的真理という側面を拭えないことは明らかです。つまり、今現在において入手し得る最新かつ妥当性の高い医療情報だとしても、少なからず更新される可能性を有しているということです。

4　Kaveh G Shojania, et al. How quickly do systematic reviews go out of date? A survival analysis. Ann Intern Med. 2007; 147: 224-33. PMID: 17638714. この論文ではシステマティックレビューの結果が覆るまで中央値で5・5年と報告されていた。

観光客が、くもりガラスをふいてみる景色は一体何か

先生がおっしゃる通り、EBMを実践する中でクリアに見えてきたのは、この世界のモヤモヤさです。なぜモヤモヤしているのだろうか……。その答えは簡単に見つかりそうにありませんが、情報が潜在的に更新され続けるものであることは一つの示唆になりそうです。事実を見つめようとメガネの曇りを幾度となくふき取っても、僕らが見ている景色は時間固定的な事実ではなく、そのフロー（流れ）だといえるかもしれません。

JCOPY 498-01416

断片を見つめていれば細部がよく分かります。壁に掛けられた絵画に近寄って、じっくり観察すれば絵のことなんてよく分からない僕でもディテールが鮮明に見えます。でもそれは現実の風景（事実）ではありません。関心に応じて切り取られた風景、時間を止められた景色、あるいはフィクションです。津軽海峡の冬景色もまた、常に変化する現象でしょう。だからこそ「かすみ」に覆われているのだと思います。はっきりと、風景の細部を見つめたければ、時間を止めるしかありません。例えば写真のように。しかし、それはまた事実としての風景とは異質なものなのだと思います。観光客になるとは、変化する現象に心奪われ、曇りなき眼でかすみを見続けることができる、そんな存在なのかもしれません。

時間を止めてじっくり観察するというプロセスは臨床では日常的に行われています。「胃がん」も「高血圧」も時間を含む変化する現象です。しかし、病名という言葉をあてがうことで、「胃がん」や「高血圧」という現象から時間が失われていきます。言葉を付与することで病気を定義づけ、その細部を観察することができるかもしれません。しかし、その景色はあくまでも時間断片的なものであって、現象そのものを見つめているわけではないのでしょう。

小説もまた、数あるシーンを切り取って、その風景の感想を言語化したところで、物語を正しく解釈したことにはなりません。躍動している物語を物語のまま捉えるにはどんな視点が必要なのでしょう。あるいはそんなことは永久に困難な作業なのでしょうか。

論文から事実を読み解くことは大切かもしれません。でも、それだけでは足りないのだということは分かります。臨床研究の結果も時間断片的なものに過ぎないからです。だからこそ、事実に対する距離感を測る言葉が必要だと感じています。僕はその言葉についてもう少しだけ考えてみたいと思っています。

敬具

2021年4月24日

JCOPY 498-01416

「象について何かが書けたとしても、象使いについては何も書けない」
——「風の歌を聴け」をきっかけに

from Nago to Aoshima

拝啓

前回「甘い言葉ダーリン」を20年前とか書いてましたが、とんでもない間違いでした。１９７８年発売のアルバム「white」の中の1曲ですから、１９７８年、40年以上前の歌です。40年以上前をなんで20年前と書いたか分かりませんが、もはや自分にとって20年前も40年前も違いがないということでしょうか。

青島さんのお母さんが口ずさんだ「リバーサイドホテル」[1]より4年前の歌です。「リバーサイドホテル」は結構カラオケで歌ってました。学生時代、研修医時代です。カタカナ部分を全部日本語にして歌うというのをよくやってました。「部屋の扉は金属の金属」、「旅館は川沿い」とか。

英語というだけで全く違う歌になる、日本語にするとほとんどギャグ、みたいな歌で

1　「リバーサイドホテル」井上陽水・１９８２年：ロバート・キャンベルの英訳詩集には載っていない。残念だ。この歌こそ英訳してほしかった。「川沿い」は「riverside」に、「リバーサイド」は日本語で「kawazoi」とか訳すことになるのかな、なんてことを考えている。

す。村上春樹が最初の小説『風の歌を聴け』を英語で書いたというのと何か関係があるような気もします。

「象」と「象使い」

「風の歌を聴け」の冒頭は、たびたび反芻します。

「完璧な文章などといったものは存在しない。完璧な絶望が存在しないようにね。」僕が大学生のころ偶然に知り合ったある作家は僕に向ってそう言った。僕がその本当の意味を理解できたのはずっと後のことだったが、少くともそれをある種の慰めとしてとることも可能であった。完璧な文章なんて存在しない、と。しかし、それでもやはり何かを書くという段になると、いつも絶望的な気分に襲われることになった。僕に書くことのできる領域はあまりにも限られたものだったからだ。例えば象について何かが書けたとしても、象使いについては何も書けないかもしれない。そういうことだ。②

「完璧な薬などといったものは存在しない。完璧な絶望が存在しないようにね」ということです。で、青島さんと私がやりとりしてきたことも、まさにそういうことでした。完璧でない薬について、絶望しつつも、希望を持ちながら付き合って、何とか生きてき

2 村上春樹. 風の歌を聴け（講談社文庫）(Kindleの位置No.9-15). 講談社. Kindle版.：私がこの本を読むきっかけになったのは、高橋源一郎の書評である。私自身は村上春樹の小説をあまり読んでいない。『ノルウェイの森』、『海辺のカフカ』、『ねじまき鳥クロニクル』くらい。それに対して、高橋源一郎は小説、書評、その他に至るまで大方読むか買うかしている。しかし、今回『風の歌を聴け』を読み直し、他の村上春樹の作品もちょっと読み直してみようかな、そんな気分だ。

JCOPY 498-01416

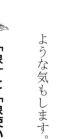

た、そういうとちょっと大げさですが。

そこでどうしても引っかかるのが「例えば象について何かが書けたとしても、象使いについては何も書けないかもしれない。そういうことだ」という部分です。実はこの部分についてはずいぶん前に少し書いたことがあります。ウェブ上にありますから読んでみてください。「診察室の象　第1回」と検索すればたどり着けると思います[3]。

それはさておき、「象」と「象使い」です。医療者になぞらえて、言い換えてみると、「薬について書くことはできても、薬使いについて書くことはできない」となります。

私なりに解釈すれば、「現象」として何が起こっているかについては書けるかもしれないが、その「現象」を利用している人については書けない、ということでしょうか。あまりむつかしく考えない方がいいようだ。とにかく「書けない」ことがある。それはよく分かります。この書簡も、まさにそうです。書けたことは「象」だ。書けていないことは「象使い」についてだ、と反転させれば、少し分かる気がします。

いみじくも青島さん自身が書いてます。


「事実に対する距離感を測る言葉が必要だと感じています。僕はその言葉についてもう少しだけ考えてみたいと思っています。」

青島さんも村上春樹が「書けない」と書いた「象使い」について書こうとしている。「事実に対する距離感を測る言葉」というのはまさに「象使い」についてでしょう。

3　シナジーWebマガジン．診察室の象．http://syg-webmagazine.com/zou_top.html：武蔵国分寺公園クリニック副院長（現院長）の福士元春が冒頭以外のすべてを執筆している。今後の出版が待たれる。

そこで私も「象使い」について書いてみようと思います。

「象」すら書けていない現実

情報が表す三つのもの「真実、バイアス、偶然」について青島さんが言及してくれています。これは「象」にかかわるものですね。

例えば、ＳＨＥＰ研究の結果が表すものは、「ランダム化、割付の隠蔽化、ＩＴＴ解析、完全な追跡、二重盲検[4]により、バイアスを排除し、統計学的検定により偶然をコントロールし、有意水準０・05未満で、高齢者孤立性収縮期高血圧を利尿薬、β遮断薬のステップケアで治療すると脳卒中が予防できるという真実を明らかにした」ということです。

確かに「象」について書けたかもしれない。で、続く「象使い」です。

この「象の説明」に続いて、世の中がどうなっているかというと、「高齢者の高血圧も降圧薬を飲んで脳卒中を予防しよう」ということになってます。日々そういう中で仕事をしています。しかし、論文を利用して医療を提供するのはそんな単純なことじゃない。そこで、青島さんも私もひたすら「象使い」について書き続け、失敗し続けている。その先のこの書簡です。

「象使い」について述べるとこんなことになってしまう。村上春樹、おそるべし。

4　ランダム化によって2群の背景を均質化し交絡因子を排除し、割付の隠蔽により割付者や研究担当者の不正をコントロールし、ＩＴＴ（intention to treat）解析、完全な追跡により解析時の両群の背景の均質化を維持し、二重盲検により研究者と参加患者の研究結果への影響を排除するというわけだが、それでもすべてバイアスが排除できるわけではない。ましてそれが守られなければ、結果が治療の違いをどれほど反映しているのかかなり怪しくなる。

JCOPY 498-01416

村上春樹が書けないものを私が書けるわけがないのですが、くじけずもう少し続けます。「真実、バイアス、偶然」というときの「真実」とは、「象」を書いているように見えて、実は「象使い」について書いているのではないか、そう思います。降圧薬を飲んで脳卒中になった人を無視し、降圧薬を飲まずに脳卒中にならなかった人を勘定に入れず、降圧薬を飲んで脳卒中にならなかった人と飲まずに脳卒中になった人だけに焦点を当てた未熟な「象使い」のことを「真実」といっているにすぎません。

多くの「真実」はむしろ「象」ではなく、修業中の「象使い」が生み出したバイアスの結果ではないかという気がします。脳卒中を有意に減らすという表現とどちらも90％以上は脳卒中にならないという表現のうち、前者をとるというのは一つのバイアスでしょう。「真実、バイアス、偶然」というのは実際にやってみると「バイアス、バイアス、偶然」というのが「真実」です。

さらに「偶然」も、有意水準5％という恣意的なもので、この基準を採用すること自体が「バイアス」です。そう考えると「真実、バイアス、偶然」というのは、「バイアス、バイアス、バイアス」ということになります。「象使い」どころか「象」についてさえ書ける気がしない。「象」を書く際にも、「象使い」が介入するからです。

私がＳＨＥＰ研究のような医学論文から読み取ったことは、「象使い」どころか「象」についてでもなかったということです。だからせめて「象」についてきちんと読み込もう、「象使い」はそれからだ。ましてや「象使い」について書くなんてとんでもない。

そういう決意が必要なのかもしれません。

「象学会」と「象使い学会」

この「象」と「象使い」についてちょっと書きながら思いついたことがあります。高血圧についての最大の学会の名前は「高血圧学会」です。癌については「癌学会」です。また癌については「癌治療学会」というのもありますよね。「癌学会」は「象」についての学会で、「癌治療学会」は「象使い」についての学会という側面があります。さらに「喫煙学会」は見つかりませんが「禁煙学会」はあります。タバコに関しては「象使い」の学会しかないんですね。「象」のことはさておき「象使い」ばかり話題にしている。「禁煙」について語るむつかしさがこんなふうに説明できるかもしれません。禁煙を一所懸命やっている人に対して、タバコを吸って100まで生きる人もいるし、タバコを吸っている夫と一緒に過ごして100まで生きる人もいるんですよ、という「象」の話をするのはむつかしい(5)。

「かすみ」を見る

このまま「象使い」にこだわって続けるのはしんどいですね。少し話題を変えましょう。「津軽海峡冬景色」の「かすみ」です。

5 Facebookの友達の中には禁煙に精力的に取り組んでいる人がたくさんいる。そうした人たちの書き込みがタイムラインに流れると、時々反禁煙的な発言をして、何か議論ができればなんてことをしていたこともあるが、大部分は友達でなくなったり、周囲からいろんな人が絡んできたりして、議論が進まなかった。しかし、「禁煙教」と「健康第一は間違っている教」の間の議論は、必要だと思う。「象使い」でなく「象」の話をしようというのが手掛かりになるかもしれない。

JCOPY 498-01416

「甘い言葉ダーリン」が40年以上前だとすると、「津軽海峡冬景色」もいつ頃の歌だったのか気になります。調べてみると、１９７７年です。ほぼ同時期なんですね。これもなんだかびっくりです。もっとずっと前の歌のような気がします。

自分自身の論文の読み方を振り返ると、当初は、かすみそのものでなく、かすみの向こうを見ようとしていたように思います。バイアス、偶然のかすみを除けば、その向こうに真実が見えるというように。実際、バイアス、偶然の向こうに、降圧薬の予防効果という真実を見たといったん納得しました。

しかし、どんなにかすみをよける努力をしたところで、その向こうに新たなかすみが出てくるだけで一向にらちが明かない。治療必要数１００人というのは効果があるということなのかどうか、10％の脳卒中を6％に減らすといっても、四捨五入すればどちらも10％ではないか、そもそも90％の人は脳卒中になっていないじゃないかなどと、とても真実を見ていたとは思えなくなっていきました。そのうちだんだん分かってきました。見るべきはかすみの向こうではない。かすみそのものを見ることが重要ということだ。

かすみそのものを見るとはどういうことか。かすみそのものは小さな一つひとつの水滴の集まりだ。その一つひとつまで見るということをやってみる。その一つは「東京都の電話帳」みたいなことですね。五便の返信での話題に戻ってきました。一人ひとりを見ようとしても、所詮他人事、むしろ無関心に一人ひとりをみるという適当さが重要かもしれない、そんないい加減なことを書いてます。

「かすみ全体」を見る統計学

ここでは一つひとつの水滴を通して全体を見るのとは反対に、「かすみ全体」を見るとはどういうことかと、視点を変えて考えてみたいと思います。「全体を取り扱う方法」ということかもしれません。

そもそも「全体を見る」という視点はどこからきているのでしょうか。「全体」という視点の由来はどこにあるのでしょうか。それはやはり「人間」ということなんでしょうか。「人間全体」を考える必要性ということが、「かすみ全体」を見るときの基盤にあります。「地球温暖化」でいえば、人間のいる「地球全体」という考えを基にする必要があるということですが、そんなことをしようとするのは「人間」だけでしょう。「温暖化」の対策には「グローバリゼーション」、全体化とでもいう動きが必要です。「地球全体を見る」というのは、比較的新しい思想でしょう[6]。

「地球」と同様に、分かりやすい「全体」としては「国」があります。「国全体」として考える必要性です。国と同様、都道府県が、市町村が、家族が、といろいろな「全体」があります。そうなるとむしろ古い話です。こうした古い「全体」から、地球全体、宇宙全体という大きな全体へ向かう道筋というのはどんなものなのか、考えてみる必要がありそうです。家族から宇宙全体へと全体が向かう中で、一人の脳卒中患者から高血圧患者全体に至るプロセスを重ねて考えようというわけです。

6　全体というと「全体主義」を連想するかもしれない。統計学と全体主義の関係については一度きちんと吟味してみる必要がある。本来エビデンスは、個人に利用するより国の政策に利用するのに向いている。「お国のために」に、エビデンスが役立つ。ワクチンも同様で、個人の予防のためだけでなく、「世の中の感染終息のために、副作用を顧みず接種してほしい」というような側面がある。ただここでの「全体」は、「全体主義」の全体ではなく、「全体主義」をほんの一部に含む「全体」である。自分でも何のことだかよく分かってはいないが。

JCOPY 498-01416

そのプロセスの解明を担った最大のものの一つが「統計学」でしょう。あるいは「確率」といってもいいかもしれません。統計学や確率は「全体」を取り扱う手法として現れたのではないでしょうか。その結果、高血圧の人の降圧薬による脳卒中予防効果の「全体」が明らかにされたということです。しかし、どうもそれは「全体」ではない、というのが統計学を駆使した医学論文にかかわってきた私の実感です。青島さんも同じでしょう。統計学出現以後の、「統計学使い」を含んださらに大きな「全体」に迫る必要がある。

かすみ全体を見るという視点の必要性とその解明のための統計学、そういう世界に私たちは生きています。コロナ流行の今、連日、今日の感染者数、死亡数が流されます。多くの人がその数字に関心を寄せます。この数字が日本全体で起こっていることを表しているというわけですが、それはどうも全体ではない、単なる数字の一部に過ぎないといえば当たり前のことですね。

毎日の感染者数の数字を聞きながら、これまで読んできた論文の数字が重なります。「私たち」はこういう全体の中の一部として生きている。これは、統計学を得てしまったがための悲劇かもしれません。

統計学が表す「象」とその「統計学使い」について、「観光客」として、誤配を恐れず、どこまで書くことができるか。引き続き考えたいと思います。

敬具

2021年5月1日

この頃日本は

	社会の出来事	医療の出来事
5月	・気象庁が使用する平年値が10年ぶりに更新され、それまでの1981年から2010年の30年の観測値による平年値から、1991年から2020年までの30年間対象となる。 ・2050年までに温室効果ガスの排出を実質ゼロにする目標を明記した改正地球温暖化対策推進法が、参院本会議で可決。	武田／モデルナ社のワクチンとアストラゼネカ社の新型コロナウイルスワクチンが薬事承認され、うち、武田／モデルナ社のワクチンは同月から接種開始。

JCOPY 498-01416

第八便 全体を見つめる眼差し

from Aoshima to Nago

拝啓

時間の感じ方はとても不思議です。つい先日の出来事が、数カ月前のように感じることもあれば、数年前の出来事を最近のことのように思い出す経験も少なくありません。「時は流れる」なんて言いますけど、その流れのようなものが目に見えるわけでもなく、実際的な時の感じ方も、おおよそ「流れ」とは異質なものです。

２００８年に報告された二型糖尿病の大規模臨床試験ＡＣＣＯＲＤ(1)や、ロスバスタチンの有効性を検討したランダム化比較試験ＪＵＰＩＴＥＲ(2)も、僕がＥＢＭを学び始めた当初は最新の知見といえるようなものでした。これらの論文は、僕にとっては未だ、つい最近の研究結果のように感じられるのですけども、あらためて振り返れば10年以上も前の論文だと気が付きます。先生と出会い、医学論文を読み始めたころ、「90年代の報告なんて……ずいぶん古い論文だなぁ」なんて思っていましたが、僕が最近の研究と感じていた論文の数々も、今となっては古典的研究となっているわけですね。出来事に

1 Hertzel C Gerstein, et al. Action to control cardiovascular risk in diabetes study group; Effects of intensive glucose lowering in type 2 diabetes. N Engl J Med. 2008; 358: 2545-59. PMID: 18539917.

2 Paul M Ridker, et al. Rosuvastatin to prevent vascular events in men and women with elevated C-reactive protein.N Engl J Med. 2008; 359: 2195-207. PMID: 18997196.

関心が向き始めたそのタイミングの前後で、「古さ」「新しさ」の感じ方に大きな違いがあったりします。

僕が学生時代に聞いていた音楽もまた、十代のころに発表された楽曲だろうが、二十代のころに発表された楽曲だろうが、あまり古さを感じません。時間軸でいえば一つの塊を形成していて、細かい前後関係にあまり関心がなかったりします。しかし、習慣的に音楽を聴くようになった以前の曲については、とてつもなく昔の楽曲のように感じられます。

出来事がある時間軸上に実在することは確かでも、その捉え方については、人それぞれの経験や関心に依存しているという側面は面白いです。そういう意味では「過去」の出来事も、歴史年表的な仕方で認識できるわけではなく、関心や経験に応じた「想起」という仕方でしか語れないものなのでしょう。村上春樹さんふうに言えば「完璧な過去などといったものは存在しない。完璧な今現在というようなものが存在しないようにね」となるでしょうか。

描けない象について

「診察室の象」[3]を久しぶりに拝読しました。連載されていた当時、リアルタイムで読

3　診察室の象。http://syg-webmagazine.com/zou_top.html

JCOPY 498-01416

んでいたように記憶しています。今読み返してみると、はからずも「風の歌を聴け」の一節から始まっていて驚きました。いえ、診察室の象を初めて読んだときに、「完璧な文章などといったものは存在しない……」から始まる一説に心惹かれ、それまで『ノルウェイの森』という小説のタイトルくらいしか思い浮かばなかった村上春樹さんに、小さくない関心が向いていたのかもしれません。文章の解釈可能性を考えるとき、どうにも村上春樹さんの文体とその英語訳について考えてしまいます。日本語だからこそ感じることができるニュアンスを、英語で表現するとはどういうことなのか……。あるいは、先生に影響されて読み始めた丸山圭三郎さんの『言葉とは何か』④や『ソシュールを読む』⑤から得た示唆も関連しているのでしょう。

話がそれてしまいそうなので、「診察室の象」に戻ります。先生は僕らが「象」だと思い込んでいるものについて、その**象使い性**を指摘されています。

「『真実、バイアス、偶然』というときの『真実』とは、『象』を書いているように見えて、実は『象使い』について書いているのではないか」

「真実」という象と、その「真実」の使い方に関する象使い。EBMの実践とは論文結果の使い方に関することですから、まさに象使いについてのことなのでしょう。しかし、その象使い以前に、僕たちは象の全体像すら把握していない……。これまでの往復

4　丸山 圭三郎．言葉とは何か（ちくま学芸文庫）．筑摩書房．2008年。

5　丸山 圭三郎．ソシュールを読む（講談社学術文庫）．講談社．2012年。

JCOPY 498-01416

書簡を振り返ってみると、そこで言及されてきたテーマの多くは、村上春樹さんの小説『風の歌を聴け』の一節から始まる何かだったのかもしれません。

象使いが見ている象

では、僕らが象だと思い込んでいた真実とは、いったいなんなのでしょうか。先生は孤立性収縮期高血圧を有する高齢者を対象としたランダム化比較試験、ＳＨＥＰ研究[6]を例に挙げ、以下のように言及されていました。

「降圧薬を飲んで脳卒中になった人を無視し、降圧薬を飲まずに脳卒中にならなかった人を勘定に入れず、降圧薬を飲んで脳卒中にならなかった人と飲まずに脳卒中になった人だけに焦点を当てた『未熟な象使い』のことを『真実』と言っているにすぎません」

先生がワークショップなどでよく見せてくれる「四分割表」で考えると、「象使い」が象だと確信している真実の様相を垣間見ることができます（表1）。

「象使い」は「四分割表」のすべてに注目しているわけではありませんよね。そして、関心を向けるその仕方こそが恣意性をまとっていて、先生がご指摘されたように、真実の描き方に明らかなバイアスが含まれています。「勘定に入れない」こと、「無視する」こと、そして「注目する」こと……「四分割表」の全体が象であるはずなのに、「象使い」

6　SHEP Cooperative Research Group. Prevention of stroke by antihypertensive drug treatment in older persons with isolated systolic hypertension. Final results of the Systolic Hypertension in the Elderly Program (SHEP). JAMA. 1991; 265: 3255-64. PMID: 2046107.

JCOPY 498-01416

が見つめている象の姿は、その半分にすぎません。真実は確かに、「バイアス、バイアス、バイアス……偶然」みたいなことになっています。象は象使いの知らぬところで優雅に草を食んでいることでしょう。

実際、論文の結果を活用する際に僕らが向けている関心は、多くの場合で「薬を飲まない場合のリスク」と、「薬を飲んだ場合のベネフィット」です。より具体的には脳卒中の発症率に注目し、薬を飲んだ場合と飲まない場合で脳卒中発症率の比をとるという方法で象を見つめているわけですよね(表2)。この場合、4・1／6・3＝0・65⑦で、降圧薬を飲めば脳卒中のリスクが35％減る……みたいに解釈しています。しかし、降圧薬を飲もうが飲むまいが、90％以上の人は脳卒中を起こしていないということもまた、まぎれのなく「象」の姿です。

	脳卒中になる	脳卒中にならない
降圧薬を飲む	（無視）	注目
降圧薬を飲まない	注目	（勘定に入れない）

（表1）降圧薬と脳卒中の四分割表

	脳卒中になる	脳卒中にならない
降圧薬を飲む（2365人）	4.1%（96人）…無視	95.9%…注目
降圧薬を飲まない(2371人)	6.3%（149人）…注目	93.7%（勘定に入れない）

（表2）SHEP研究の結果に関する四分割表

さらに言えば、「降圧薬を飲まないで脳卒中になるか、ならないか」、あるいは「降圧薬を飲んで脳卒中になるか、ならないか」、その分節線も統計的有意という「バイアス、

7　論文中では単純な相対比ではなくハザード比で結果が示されており、0・63（95％信頼区間0・49～0・82）。

バイアス、バイアス……偶然」みたいな基準で判断しています。ＥＢＭの実践といえど、象の使い方に関することのみならず、象に迫ることとさえ難しい。集団を対象としたイベント（脳卒中）の発症率に関心を向けること自体が恣意的な象の見方なのですけど、僕ら人間にとって、そうしたバイアスの中でしか真実を思考できないということは、結局のところ、薬の効果なんてものが、完璧な仕方では認識できず、それこそカントのいう「物自体」⑧みたいなことになっているのでしょう。

人類にとっての良し悪しを考えること

最近、「持続可能な開発目標」という言葉を聞くようになりました。英語の「Sustainable Development Goals」の頭文字をとって、ＳＤＧｓなんて呼ばれたりします。外務省のウェブサイトに「ＳＤＧｓとは」と題されたページ⑨があるので引用してみます。

「持続可能な開発目標（ＳＤＧｓ：Sustainable Development Goals）とは、２００１年に策定されたミレニアム開発目標（ＭＤＧｓ）後継として、２０１５年９月の国連サミットで加盟国の全会一致で採択された「持続可能な開発のための２０３０アジェンダ」に記載された、２０３０年までに持続可能でよりよい世界を目指す国際目標です。17のゴール・１６９のターゲットから構成され、地球上の「誰一人取り残さない（leave no one behind）」ことを誓っています。ＳＤＧｓは発展

8 イマヌエル・カント（１７２４年～１８０４年）ドイツの哲学者。カントによれば、僕たちが直感する事物は「現象」であって、そのように直感している事物そのものではない。つまり、人間の認識は対象そのものをあるがままに受容するのではなく、自らに備わった内的な枠組みにあてはめて受容するということだ。カントは認識しようとしている対象そのもののことを「物自体」と呼び、人間にとって「物自体」は不可知な存在だと考えた。

9 外務省．持続可能な開発目標ＳＤＧｓとは。https://www.mofa.go.jp/mofaj/gaiko/oda/sdgs/about/index.html

JCOPY 498-01416

途上国のみならず、先進国自身が取り組むユニバーサル（普遍的）なものであり、日本としても積極的に取り組んでいます」

ずいぶんと読みにくい文章だなぁ、なんて感じてしまうわけですけど、「将来の世代の欲求を満たしつつ、現在の世代の欲求も満足させるような開発」のことを持続可能な開発目標と言っているようです。端的には国際社会が目指すべき共通の目標のようなものと考えてよいように思います。その目標には17にもわたる分野別目標と、１６９項目の達成基準が盛り込まれています。どこかで（図１）のようなイラストを見たことがあるかもしれませんが、これは、17の達成目標に関するインフォグラフィックです。

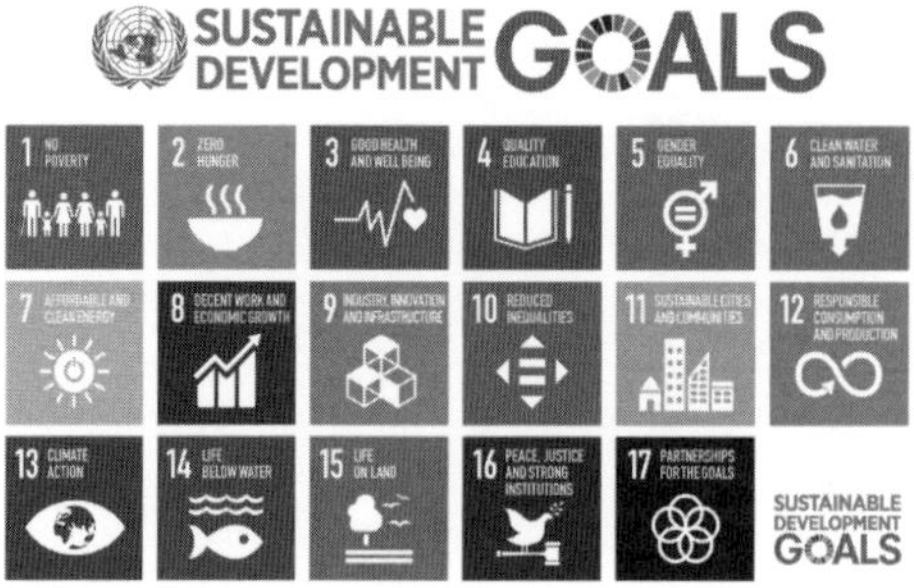
SUSTAINABLE DEVELOPMENT GOALS
1 NO POVERTY
2 ZERO HUNGER
3 GOOD HEALTH AND WELL-BEING
4 QUALITY EDUCATION
5 GENDER EQUALITY
6 CLEAN WATER AND SANITATION
7 AFFORDABLE AND CLEAN ENERGY
8 DECENT WORK AND ECONOMIC GROWTH
9 INDUSTRY, INNOVATION AND INFRASTRUCTURE
10 REDUCED INEQUALITIES
11 SUSTAINABLE CITIES AND COMMUNITIES
12 RESPONSIBLE CONSUMPTION AND PRODUCTION
13 CLIMATE ACTION
14 LIFE BELOW WATER
15 LIFE ON LAND
16 PEACE, JUSTICE AND STRONG INSTITUTIONS
17 PARTNERSHIPS FOR THE GOALS
SUSTAINABLE DEVELOPMENT GOALS
（図1）SDGs 17のゴール

具体的には①貧困をなくす、②飢餓をゼロにする、③あらゆる人に福祉と健康を提供する、④あらゆる人に質の高い教育を提供する、⑤ジェンダー平等の実現、⑥安全な水とトイレを世界中で入手できるようにする、⑦エネルギーをすべての人に、そしてクリーンに供給する、⑧働きがいや経済成長を促す、⑨産業と技術革新の基盤を構築する、⑩人や国の不平等をなくす、⑪住み続けられる街づくりを目指す、⑫つくる責任、使う責任を意識

する、⑬気候変動に対する具体的な対策の提示、⑭海の豊かさを守る、⑮陸の豊かさを守る、⑯平和と公正をすべての人に、⑰パートナーシップで目標を達成しよう、の17項目です。

どの目標も、それ自体はとても正しいことを主張していて、反論の余地は少ないでしょう。むしろ、スローガンそのものはとても素晴らしいことのように見えます。ただ、このような目標の達成はいったい誰にとってメリットのあるものなのだろう……と考えたときに、「全体を見る」という視点が浮き彫りとなってきます。

「全体を見る」という思想

先生は地球温暖化について言及されていましたが、まさに持続可能な開発目標とは「全体を見る」という思想が基盤となっています。個人の生活という観点からすれば、気候変動は、必ずしも生存にとって悪いものではなく、むしろ生活を豊かにする可能性を秘めていることもあるでしょう。あるいは質の高い教育といったものが、ある人にとっては、人生を幸福にするものではないかもしれません。こうした個別の事情や状況もまた、一つの象であるはずなのですけども、全体に視点を移したとたんに、このような個別の象についての関心が薄れるか、あるいはそのことについて語りにくくなってしまう側面があります。

新型コロナウイルスの感染拡大によって、二度目の緊急事態宣言が発出されても、都

JCOPY 498-01416

内の主要な場所から人出が減少しないことをメディアが盛んに報じています。Twitterなどのソーシャルメディアでは、こうした状況を批判的にコメントする投稿も散見されました。

ただ、緊急事態宣言とは人類にとって（あるいは、もう少しスケールを小さくすれば日本国民にとって）の健康を守る側面はあっても、個人の健康（あるいは生活の豊かさ）にとっては必ずしもそうではない、ということなのだと思います。持続可能な開発目標もまた、国際社会にとって、あるいは人類にとって、という仕方で強い正しさを帯びていますけれど、個人の生活にとっては、どうでもよい側面を併せ持っています。逆説的かもしれませんが、緊急事態宣言下の東京であっても出歩く人々がいるというのは、ある意味では健全な側面もあるように感じました。

象について語ることの困難さ

「家族から宇宙全体へと全体が向かう中で、一人の脳卒中患者から高血圧患者全体に至るプロセス」

このプロセスに、僕は持続可能な開発目標の正しさを支える理路を感じています。それは潔癖的なくらいに「正しさ」をまとっていて、同時に個別の生活環境を無視し、少数の価値観などを勘定に入れないほどの強い力を宿しています。こうした世界が目指している方向性は、ビックデータを解析したＡＩによって人々の生活が管理された、ある種のディストピア的世界像に近しいのではないかとさえ思います。やや極端かもしれませんが、少なくとも持続可能な開発目標を絶対とする社会と、ＡＩの管理下にある社会に明確な境界線など引けない気がしています。

ただ、持続可能な開発目標もまた、個別の生活を無視した「象」のあり方なのでしょう。では、全体の中の一部に大切な価値を抱きながら生活を営んでいる僕らにとって、象とどのように向き合えばよいのでしょうか……。先生は**「統計学出現以後の、『統計学使い』を含んださらに大きな『全体』に迫る必要がある」**と仰っていました。

論文情報を活用し、より良い臨床判断によって、個別医療の最適化を目指してきたＥＢＭ実践の困難さは、象について語ることの困難さそのものでした。象使いになる以前に、「四分割表」の中で無視されたり、勘定に入れられなかったりした象の姿について、自由に語ることが許されない現実があったりします。どうしたら象の背中を垣間見ることができるのでしょうか。とてつもなくその大きな体の全体を見渡すことは、ちっぽけな人間には永久にできないことなのでしょうか。しばし、「四分割表」とにらめっこをしながら、僕なりに考えてみたいと思います。

敬具

２０２１年５月７日

JCOPY 498-01416

「象」の記述が差別を助長する
――「象使い」の記述の困難さ

from Nago to Aoshima

拝啓

自宅の自分の部屋の模様替えをしました。机の向きを変えただけですが、窓をふさいでいた机の上の本棚が、机とともに移動して、窓の前の空間が解放されました。窓を開け放して書いています。今日の最高気温は28度だそうです。部屋の温度計は28・3度を示しています。

平均値は実在しない

最高気温は7月上旬並み、とテレビで言っていたような気がしますが、それは平均気温の話でしょうと突っ込みたくなります。一日一日の気温があって平均気温があるわけで、平均気温の日が毎日続くわけではありません。実際の一日一日の気温に対して、平均気温と比較するのは、現実のその日の気温に対して、実体のない架空の数字と比較しているという側面があります。さらに平均とは、半分がそれ以上で半分はそれ以下という、最もどっちつかずな指標です。平均との比較というのは、なんだか変です。学校の試験などで、平均点と自分の実際の点数を比較するのもおかしいですよね。平均点は計算されただけで、現実には存在しない点数なんですから。

そこで再び、降圧薬の治療効果という「象」の話に戻ります。平均値が架空の数字だといえば、10%の脳卒中が6%まで少なくなり、相対危険0・6というのも同じようなことですね。さらには10%にしろ、6%にしろ、その中にこれから降圧薬を飲むか飲まないか考えている目の前の患者さん自身は入ってもいません。学校のテストで言えば、隣のクラスの平均値や別の学校の平均値を聞いているようなものです。

『風の歌を聴け』をもう一度読んでみました。再読するまで気が付きませんでしたが、「象」ならぬ「鼠」について書かれていました。

ハートフィールド(1)って、「心の領域」ってことですよね。それも初めて意識しました。そもそも架空の作家ですから、「心の領域」に違いないわけで、名は体を表すというところでしょうか。

そのハートフィールドは、「私はこの部屋にある最も神聖な書物、すなわちアルファベット順電話帳に誓って真実のみを述べる。人生は空っぽである、と」なんて言ってるんですね。寺山修司か?と突っ込みたくなりました。「空っぽ」、すなわち「心の領域」なのでしょうか。

「真実、バイアス、偶然」も、所詮「空っぽ」の「心の領域」に関わることに過ぎな

1 デレク・ハートフィールド(1909年〜1938年) 村上春樹の小説『風の歌を聴け』の中に登場する架空の作家。『風の歌を聴け』の発表当初、実在の人物であるか議論を呼び、図書館や書店に問い合わせがなされ混乱を引き起こすなど、現実世界にも影響を与えたという。

JCOPY 498-01416

いというのが前回のまとめのような気がします。
自分自身が参加しているわけでもない臨床試験で、40%脳卒中を予防したといっても、それは医者や患者の「心の領域」の話に過ぎない。現実に目の前の患者に起こることは、脳卒中になるか、ならないか、そのどちらかです。

「象」と「自分」の距離を測る

「全体を取り扱う方法を考えなさい」という師匠である五十嵐正紘先生の教えに従って、四分割表で薬の効果の全体を見るというつもりでやってきましたが、四分割表全部を眺めてみても、それは「象」どころか、心の風景に過ぎない、というのがここへきての結論です。しかし、前回も引用しましたが、青島さんはこう言ってます。

「事実に対する距離感を測る言葉が必要だと感じています。僕はその言葉についてもう少しだけ考えてみたいと思っています。」

ハートフィールドも次のように言っていますよね。

「文章を書くという作業は、とりもなおさず自分と自分を取り巻く事物との距離を確認することである。必要なものは感性ではなく、ものさしだ」(2)

2 村上春樹:風の歌を聴け.講談社文庫.講談社.2004年.p.10。

JCOPY 498-01416

ハートフィールドは青島さんだったというわけです。全体を取り扱うためには、四分割表だけでは到底無理で、四分割表と自分との、あるいは患者との距離を測り、記述する必要があるということですね。ちょっとやってみましょう。恐る恐る、全部を放り出すことになるかもしれませんが。

脳卒中になる自分は案外遠いところにいるかもしれない。薬を飲むとより遠ざけられるが、飲まなくたってかなり遠い。ただ脳卒中になって、半身まひでしゃべれなくなったら、それが一番困る。死んでしまえばいいんだが、脳卒中が死なない病気になったというのは、それはそれで問題だ。やっぱり降圧薬を飲んでおこう。

別に普通のことですね。こうしてみんな降圧薬を飲んでいるわけです。それでよし、おしまいにしてもいいのですが、ここからが本題です。

降圧療法と高血圧患者の距離

高血圧に対する降圧療法と高血圧患者の距離は近い。その近さの背景について考えてみます。例えば脳卒中が死因の50％を占めるという世の中での距離というのはどうでしょうか。予防を可能にする治療がない世の中では、降圧療法と患者の距離は遠い。遠

JCOPY 498-01416

いというより，そもそも降圧薬を飲むという選択肢がありません。また，50%の人が脳卒中で亡くなっているのであれば，みんな最後は脳卒中で死ぬんだから，仕方がないと思うことができて，それでOKということもあるでしょう。脳卒中に対する差別意識は，多くが脳卒中になる世の中ではむしろ希薄かもしれない。降圧療法に対する距離が遠く，脳卒中に対する距離が近い社会では多くの人が脳卒中を受け入れ，自分に近いものとして考えるでしょう。そこでは病気に対する差別意識は育ちにくいと思われます。

また平均寿命が20歳というような世の中では，誰も脳卒中では死なないでしょう。脳卒中は加齢に伴って増加する病気ですから，その時代に脳卒中で亡くなる人は長生きした人だけです。そこでの脳卒中は差別の対象どころか，あの人は長生きして脳卒中で死んだ偉大な人だということになるでしょう。脳卒中は遠い存在ですが，むしろあこがれを抱くような遠さにあるといった方がよさそうです。

それが今や脳卒中は，降圧療法によって予防可能で，脳卒中後の様々な治療で，なったとしても死なない病気となり，多くの人にとって，以前よりかなり遠い存在になっています。脳卒中自体が遠くなった反面，多数の降圧薬があり，血圧がいつでも測れ，降圧薬をいつでも処方してもらえる世の中となり，脳卒中を遠ざけたのとは逆に，降圧薬との距離はずいぶん近くなりました。しかし，この状況の変化は，脳卒中になったら大変だという世の中をどんどん推し進めます。脳卒中が遠い存在になったとはいえ，なくなってはいない。とにかく脳卒中はできるだけ遠ざけようときりがなくなります。近くに来ないようにという意識は差別と紙一重です。降圧薬の普及は、脳卒中を予防する反面、脳卒中という病気に対する差別意識をより顕在化させるでしょう。脳卒中はなってはいけない病気で、降圧薬で予防しなければいけない世の中の出現です。

これが、ＳＨＥＰ研究を読んだことから始まる、私がたどり着いた高血圧と脳卒中の物語の結末です。高血圧の治療により脳卒中で寝たきりという不幸を予防して、幸せな人生を送ろうという方向性が、降圧薬の出現によって始まったわけですが、それは一方で、脳卒中に対する差別強化の始まりでもあります。もっとも端的に言えば、降圧薬を飲まないと脳卒中になってしまいますよとか、脳卒中になったのは、薬を飲まないあなたの責任ですとか、別の不幸な世の中が立ち上がったということです。脳卒中を遠ざける、予防するというのは、脳卒中に対する差別と同時に進んでいきます。

病気のコントロールによる差別の助長

人と病気の関係というのはむつかしい。病気にならなければよいという単純なものではありません。単純どころか、病気の予防の実現が病気に対する差別を助長して、病気になる人をさらに不幸にします。一昔前の脳卒中の患者より、今の脳卒中の患者の方がより不幸なのではないかと思います。そういう研究を読んだことはありませんが、より健康で長生きの人が多い中での脳卒中と、大部分が不健康で短命な中での脳卒中を比べ

JCOPY 498-01416

れば、それは明らかなように思います。

しかし、これはフーコーが『狂気の歴史』③で明らかにしたことを、高血圧と脳卒中に置き換えてなぞっただけです。新しいことは何もありません。脳卒中が予防できる世の中は、脳卒中にならないよう「生権力」④によって人々が監視され、健康で長生きできる世の中であると同時に、長生きさせられる世の中でもあるわけです。もちろんそれは多くの個人が望んでの結果に違いありませんが、実現してみるといろいろむつかしい問題が生じています。

脳卒中が以前よりは予防できる、予防できないとしても、少なくなる世の中の方がいいよね、と単純に割り切れば、それですむ話のような気もします。しかし、世の中はそれではすまない方向へ雪崩を打って流れているように思います。健診やがん検診を受けない人や、病院へ行かない人が非難される世の中はすでに目の前にあります。健康増進法⑤なんて法律もあります。コロナ陽性者が隔離や入院を拒むと罰せられる世の中です。そしてその罰を国だけでなく、国民側が望んでいたりします。

病気がコントロールできるようになればなるほど、コントロールできないところでの差別を増長します。医学や医療の進歩には優生学の台頭を促す構造があります。病気になったら差別を受けるから、病気にならないようにしようというのは、病気の人をさらに差別へと追い込むことになります。病気の予防を進めれば進めるほど、病気になった人にとって住みづらい、何かしらの差別を受けるほかない世の中に向かっていくのを避

3 ミシェル・フーコー（1926年～1984年）フランスの哲学者、思想史家、作家、政治活動家、文芸評論家。狂気の歴史 ― 古典主義時代における．新潮社．1975年：正常者を際立たせるために、狂人が排除され外部におかれる社会から、狂人に自由と主体を与える社会への変化は、狂人を公共の社会の中に配置することで、かえって狂人の自由を奪う面がある。狂気の野蛮な力が、保護されることによって封じ込められる。

4 フーコーが提示したヨーロッパ近代以降の社会の権力の在り方。禁止したり、殺したりする権力ではなく、規律と監視によって「生かす」ための権力。支配されている自覚がない中で権力に服従させる権力である。日本の後期高齢者健診は、90歳になっても100歳過ぎても受診を勧奨する知らせが届けられるが、これは「生権力」が有効に機能しているかどうか確かめるための手段ではないかという気もする。

けられません。

ちょっと憂鬱になってきました。

エビデンスの右翼的側面

エビデンスは右翼的な考えと相性がいい。公衆衛生も個人のためというより、地域のため、国のためという方向に振れやすい。最近それを痛切に感じます。四分割表で結果を読み解いてみても、個人にとっては何が起こるか不明な状況ですが、国が少しでも脳卒中が少ない方がいいという結論にたどり着くのは容易です。当然、国は降圧薬を保険薬として認可し、広く降圧治療が行われるよう後押しします。公衆衛生の視点もそれと一致します。その結果、みんな血圧を気にして降圧薬を飲むようになっていきます。ここではっきりするのは、降圧薬の普及は、脳卒中を減らすことを目標とする国にとって重要ですが、降圧薬を飲む一人ひとりの人にとっては重要だったり重要でなかったりして、単に血圧監視社会につながれているだけかもしれないわけです。

3年前ですが、私自身にもある右翼系の雑誌(6)から連載の依頼が来ました。そのころはまだエビデンスが右翼的という明確な意識はなく、その雑誌がどういうものかも知らず、なんとなく引き受けてしまいました。5回ほど書き溜めてスタートという約束で、

5 健康増進法：平成14年（2002年）制定。「第二条　国民は、健康な生活習慣の重要性に対する関心と理解を深め、生涯にわたって、自らの健康状態を自覚するとともに、健康の増進に努めなければならない」とある。余計なお世話だというしかない。

6 新潮45．新潮社：1982年4月創刊、2018年10月を最後に休刊。

3～4回分を書いて準備万端だったのですが、その雑誌がある国会議員の「ＬＧＢＴの人たちの生産性云々」という発言⑦をきっかけに休刊となり、幻の原稿⑧になってしまいました。今から思えば「生産性のない老人は云々」みたいな原稿を期待されていたのかもしれません。

高血圧と脳卒中に限らず、個人個人にとってあいまいなエビデンスも、国にとって効果が明らかな場合がしばしばです。全体を取り扱うことが重要ということですが、国が全体では困る。もっと大きな全体が必要です。

国を包含する大きな全体となると、地球規模、グローバリゼーションの中で全体を考えるということになるのでしょうか。青島さんが取り上げたＳＤＧｓは今後の大きな流れになっていくでしょう。国より大きく、全体を取り扱う方法として期待が持てることでしょうか。しかし、それもどうやら全体ではないと思います。全体を扱っているように見せかけて、個別の人がないがしろにされ、なにより人間以外のことが忘れ去られています。むしろ最も危険な動きかもしれません。

国の場合は、相手がまだはっきりしており、選挙やデモ、いろいろ対処する方法もあります。しかし、グローバリゼーションとなると、なかなか反対も困難です。敵が誰だか分からない。人類全体を敵に回すようなことになりかねません。

7　杉田水脈．「ＬＧＢＴ」支援の度が過ぎる．新潮45　２０１８年8月号：「生権力」とは異なる古いタイプの人権軽視の権力を前面に出すことによって支持される国会議員が、堂々と反人権発言をできることに驚くが、その雑誌から私に原稿依頼が来るというのも複雑だ。

8　名郷直樹．いずれくる死にそなえない．生活の医療社：２０２１年に単行本化された。

人間を除外した「全体」

全体を考えるには、いったん人間を除外する必要があるような気がします。

全体とは何か。問題はまずそこにありそうです。統計の手法で表現された医学論文の結果は、全体のほんの一部にすぎません。四分割表の四つのマス目を埋めたところで、それ自体がまた全体の一部です。

「象」全体、決して数字だけでは表すことができないようなものです。

「心の領域」から「象」そのものへ、さらには「象」との距離を測ってみると、臨床試験の結果はあいまいにもかかわらず、病気そのものをどんどん遠ざけ、予防や治療ばかりを近くに置こうとする現実があります。さらにその全体に至ろうとすると、国や人類全体という一見「正しい」方向に見えて、実は多くの人を監視し、コントロールし、不幸にするだけかもしれない暗い未来が垣間見えます。

今一度「全体を取りあつかう」という時の「全体」について、よくよく考えてみる必要がありそうです。

敬具

2021年5月9日

JCOPY 498-01416

第九便　「風の歌を聴け」

from Aoshima to Nago

拝啓

寒暖差の激しい日が続きますが、先生はいかがお過ごしでしょうか。模様替えされたお部屋の窓からはどんな景色が見えるでしょう。窓というのは少しだけ不思議な存在です。空間と外部を隔てるものには違いないのですけど、単なる壁とは明らかに異なります。

窓は開けることができますし、閉じることもできます。外部の様子をうかがい知ることもできれば、そっとカーテンを閉じることもできるでしょう。人間の側で空間の様相をコントロールできるという意味において、その存在は極めて心の領域に近い、そんな気がしました。

5月にしては妙に暑い日、僕は久しぶりに東武宇都宮駅で列車をおり、東武百貨店の五階にある書店の中を歩いていました。今時、本を買うならAmazonが便利ですけども、インターネット上では見えない（あるいは感じない）何かが書店にはあります。全体と部分の差異というのは案外、Amazonと書店の違いに近いものなのかもしれません。

僕はゆっくり店内を回ると、文庫本がずらりと並んだコーナーで足を止めます。ほんの少し視線を左右に振るだけで、探していたそれは簡単に見つかりました。村上春樹さんの小説、『風の歌を聴け』です。

鼠の父親と夏の手前

「事実に対する距離感を測る言葉……」そんなふうに自分で書いておきながら、そのような言葉を考えあぐねておりました。パソコンを立ち上げWordを起動し、そこに箇条書きでいくつかの文章を書いては削除して、そうして三十分ほどの時間が流れて匙を投げる……。そんな折、今更ですけども「風の歌を聴け」を読んでみたくなったのです。

文庫本で160ページの長編ですが、そこに詰まった言葉の精度は高く、丁寧にページをめくらないと、描かれた風景を見失いそうになります。そして少しばかり読み進めると気が付きます。確かに「象」ならぬ「鼠」の話だということに。その鼠の父親のエピソードがとても印象的でした。まずはそのお話をなぞるところから始めたいと思います。

JCOPY 498-01416

鼠の父親は昔、ひどく貧乏だったそうですが、(おそらく太平洋)戦争の始まる直前に化学薬品の工場を手に入れ、虫よけの軟膏を売り出します。むろん、その軟膏に効果があるかどうかなんて、ちゃんと確かめられたわけではないのですけど、戦線が(大陸)南方に拡大するにつれて、この軟膏は飛ぶように売れたそうです。そして戦争が終わると、鼠の父親は虫よけの軟膏の商売をやめて、今度は栄養剤を売り出します。朝鮮戦争が終わるころには栄養剤もやめ、家庭用洗剤に切り替えました。どれも飛ぶように売れたことがうかがえますが、それらはみんな同じ成分だったそうです。

「25年前、ニューギニアのジャングルには虫よけ軟膏を塗りたくった日本兵の死体が山をなし、今ではどの家庭の便所にもそれと同じマークのついたトイレ用パイプ磨きが転がっている。そんなわけで鼠の父親は金持ちになった」①

さらに読み進めると、鼠の話ではありませんが、こんなことも書いてありました。

「嘘をつくのはひどく嫌なことだ。嘘と沈黙は現代の人間社会にはびこる二つの巨大な罪だといってもよい。実際僕たちはよく嘘をつき、しょっちゅうだまりこんでしまう。しかし、もし僕たちが年中しゃべり続け、それも真実しかしゃべらないとしたら、真実の価値など失くなってしまうのかもしれない」②

1　村上春樹.風の歌を聴け(講談社文庫).p.108。
2　村上春樹.前掲.p.131。

鼠の父親は、おそらくは「嘘」と「沈黙」でお金持ちになりました。「僕」たちもまた、よく嘘をつき、しょっちゅう黙り込んでしまう。真実しかしゃべらないのだとしたら、真実の価値など消え失せてしまう……とまで言っています。

先生は**「『真実、バイアス、偶然』も、所詮『空っぽ』の『心の領域』にかかわることに過ぎない」**と書かれていました。確かに、それは実在するようなものではなく認識の問題なのであって、バイアスや偶然はもちろん、真実さえも「空っぽ」の中にある、そんな気がします。そのような中で、人間の生活に何らかの価値をもたらしているのは真実と言うよりはむしろ、偶然やバイアスの方なのかもしれません。小説を読みながら、「真実しかしゃべらない」と言うことについて考えていたら、なんだか無性にビールが飲みたくなりました。季節はもう夏に近いようです。

社会的他人事、そして個人的自分事

先生は次のように書かれています。

> **「脳卒中になる自分は案外遠いところにいるかもしれない。薬を飲むとより遠ざけられるが、飲まなくたってかなり遠い」**

JCOPY 498-01416

多くの人は明日、いえ数時間後に脳卒中になるとは思って生活をしていませんし、ましてや数週間後に死んでしまうなんて想像しながら生きていません。むろん、どうしても生きることが辛くなってしまって自死を想う……などの例外はあるかもしれません。しかし、たとえ過酷な戦場にたたずむ兵士でさえ、死は少しだけ遠い未来にあります。そして、人は往々にして遠い未来の出来事よりも、今現在の出来事の方が大事だったりします。心理学や経済学では価値の時間選好とか、時間割引なんて言われますが、どんなことであっても、それが個人にとって重要な出来事でさえ、将来のことであればあるほど、どこか他人事でいられます。人にはそんな心理的側面が確かにあります。だからこそ、血圧が高くても、血糖値が高くても、コレステロール値が高くても、お酒を飲み、たばこを吸い、そして脂っこいものを食べて、今現在の生活にささやかな豊かさを感じることができます。

ところが医療は少しばかり奇妙です。医療（あるいは公衆衛生）の発展によって死は遠ざけられ、近い将来の健康が身近なものとなっている社会を実現したはずなのに、さらに健康への関心は高まり、ほんのわずかでも死を今以上に遠ざけようと腐心しています。死をこれ以上遠ざけることもまた難しいように思いますが、それでもなお、社会はそういう流れの中にあることは事実でしょう。実際、「不健康」という言葉をポジティブに表現している人は決して多くはありません。個別の医療という視点で見れば、どこか他人事の脳卒中も、社会全体としてみれば、極めて自分（社会）事なのです。そして社会にとっての自分事がまた、個人にとっての自分事に小さくない影響を与えているように見えるので、ややこしいです。

「四分割表の四つのマス目を埋めたところで、それ自体がまた全体の一部」だからこそ、論文の結果が示しているものは、虫よけ軟膏かもしれないし、栄養剤かもしれないし、家庭用洗剤かもしれない。『風の歌を聴け』を読みながら、そんなことをぼんやり考えていました。つまり、例えばＳＧＬＴ２阻害薬は糖尿病の薬[3]にもなるし、心不全の薬[4]にもなるし、そして慢性腎臓病の薬[5]にもなるということです。語弊を恐れずに言えば、ＤＰＰ４阻害薬もそういう薬なのかもしれません。あるいはスタチンもそうかもしれませんし、案外血圧の薬もそうなのでしょう。

結局のところ、脳卒中や心筋梗塞のリスクを低下させるというような、いわゆる予防的な薬によってもたらされている現実は、**「どの家庭の便所にもそれと同じマークのついたトイレ用パイプ磨きが転がっている」**ことに近いのかもしれません。社会にとっては自分事だけども、個人にとってみればどこか他人事。でも、こうしたアンビバレントな物事の中に個々人にとっての「価値」が強く見い出されたりします。健康食品や訳の分からないサプリメントがとてもよく売れ、コロナ禍にあっては空間除菌製剤に関心が高まるというのも、健康に対する「個人的自分事」と「社会的他人事」の区別の仕方の問題なのかもしれません。

3 Bruce Neal, et al. Canagliflozin and cardiovascular and renal events in type 2 diabetes. N Engl J Med. 2017; 377: 644-57. PMID: 28605608.

4 Milton Packer, et al. Cardiovascular and renal outcomes with empagliflozin in heart failure. N Engl J Med. 2020; 383: 1413-24. PMID: 32865377.

5 Hiddo J L Heerspink, et al. Dapagliflozin in patients with Chronic kidney disease. N Engl J Med. 2020; 383: 1436-46. PMID: 32970396.

JCOPY 498-01416

消えた象の行方

先生が引用されていたデレク・ハートフィールドの**「……人生は空っぽである、と」**の先を追ってみます。

「しかし、もちろん救いはある。というのは、そもそもの始まりにおいては、それはまるっきりの空っぽではなかったからだ。私たちは実に苦労に苦労を重ね、一生懸命努力をしてそれをすり減らし、空っぽにしてしまったのだ」(6)

真実のあくなき探求。それ自体は科学という学問の発展、あるいは医療の発達に必要不可欠なことなのでしょう。実際、インスリンやステロイド、抗菌薬などの開発と実用化によって多くの命が救われたことは確かです。こうした薬の開発と病者の回復という風景を前に、人は「象」の姿を見ていたのかもしれません。そして人間はいつしか、将来的な健康さえもコントロールできると確信しました。自分たちを象使いだと思い込んだと言った方が良いのかもしれません。象を観客にとってより魅力的に見せたいがために、象使いは一生懸命に努力します。象の動きを丁寧に予測し、その予測に従わないものを例外的な事象として排除し、予測に従った行動のみを賛美の対象とする。その過程の中で、いつしか肝心の象は消えてしまった。

6 村上春樹．前掲．p.123

「全体を考えるには、いったん人間を除外する必要があるような気がします」

象を人の手に取り戻すには、先生のおっしゃる通り、人間そのものを除外する必要があるのかもしれません。

本来的……の危うさ

人と病気の関係で思い出したのは、２０１６年7月26日未明に起きてしまった痛ましい事件です。相模原障害者施設殺傷事件と呼ばれるこの事件は、神奈川県の相模原市にある障害者福祉施設に、元施設職員の男が侵入し、所持していた刃物で入所者19人を刺殺、入所者、職員合計26人に重軽傷を負わせた大量殺人事件です。犯行に及んだこの男は「障害者の命のあり方」について「彼らを生かすために莫大な費用がかかっている」「障害者は不幸をつくることしかできない」「障害者が安楽死できる世界を望む」と言ったような、「障害者はいなくなれば良い」という趣旨の発言を繰り返していたことが報道されていました。

健康であることに生きる価値を見い出していくという考え方は、健康でなければ生きる価値がない、控えめに言ってその価値が低下するということと地続きです。いわゆる優生思想と大きく変わらない側面があります。全体を考えているつもりが、それこそ全

JCOPY 498-01416

体主義的な考え方に陥ってしまう恐れをはらんでいます。哲学者の國分功一郎さんは『暇と退屈の倫理学』という本の中で次のような指摘をされています。

「〈本来的なもの〉は大変危険なイメージである。なぜならばそれは強制的だからである。なにかが〈本来的なもの〉と決定されてしまうと、あらゆる人間に対してその『本来的』な姿が強制されることになる。本来性の概念は人から自由を奪う。それだけではない。〈本来的なもの〉が強制的であるということは、そこから外れる人間は排除されるということでもある。何かによって人間の『本来の姿』決定されたなら、人々にはそれが強制され、どうしてもそこに入れない人間は、人間あらざる者として排除されることになる」⑦

生きる「価値」に健康を含めると、相模原事件、尊厳死、健康増進……その境界がグラデーションになってしまいます。健康増進や尊厳死という概念がポジティブな価値を帯びる一方で、それに対して行きづらさを抱える人たちは確かに存在します。どんな「生」なら価値があるのか、という問いに対して、どんな「生」にも生きる価値があると答えたい、そう思います。

7 國分功一郎．暇と退屈の倫理学増補新版．太田出版；2015年．p.172

JCOPY 498-01416

「全体」を言葉にする試み

もし仮に、人の死因の80％が脳卒中で、脳卒中の原因の80％が高血圧であるとするならば、降圧薬と人の距離は近いように思います。他方で高血圧が脳卒中の原因の1％にすぎないのであれば、降圧薬と人との距離はどうなのだろうかと考えてみます。あるいは脳卒中が死因の1％に過ぎないのだとしたら……。論文結果という事実に対する距離感は、全体を見据えないとうまく把握できない、そういうことはなんとなく分かります。つまり「全体」を知ることが一つの物差しになっています。ただその全体とは何なのかを適切な表現で言語化できるかと言うと、とても難しい。

『風の歌を聴け』からもう一つ引用します。

> **「僕たちが認識しようと努めるものと、実際に認識するものの間には深い淵が横たわっている。どんな長いものさしを持ってしてもその長さを測りきることはできない。僕がここに書き示すことができるのは、ただのリストだ」**[8]

論文が示しているものは、ある種の「リスト」なのかもしれません。それは実際の生活とはかけ離れた記号の羅列のようなものと言っても良いように思います。この「リス

8 村上春樹．前掲．p.12

JCOPY 498-01416

ト」に対して人の心は、時に虫よけ軟膏、時に栄養剤、時に家庭用洗剤など、いかようにも認識しますし、どんな価値でも付与することができます。例えば2型糖尿病の臨床試験、ACCORD[9]の結果を様々に解釈し、いくつもの名もなき臨床仮説を生み出しきたように。ただ、「リスト」ばかりを眺めていても実際に認識しようと努めているもの、すなわち象との距離は一向に縮まりません。出来事を数字や記号に置き換えたところで、他者に何かを伝えられる言葉が見つかるわけではないのでしょう。

全体を見るとは虚構に対して重要な価値を感じつつ、それでもなお、虚構にすぎないことを自覚すること。そんなことではないのかと考えています。あるいは全体とは、ハートフィールドがあたかも実在の人物であるかのように思え、そのことになにがしかの価値を感じているけれども、だけれども本当のところは虚構にすぎないのだと、そっと文庫本を閉じた時に見える景色……そんな気がしています。

敬具

2021年5月16日

9 Hertzel C Gerstein, et al. Action to control cardiovascular Risk in Diabetes Study Group. Effects of intensive glucose lowering in type 2 diabetes. N Engl J Med. 2008; 358: 2545-59. PMID: 18539917.

予防における個人と社会のギャップ
——他人事と自分事の境界

from Nago to Aoshima

拝啓

返事が遅れて申し訳ありません。コロナワクチン祭りの毎日です。外来受診する人の多くが「ワクチンはうった方が良いのでしょうか」という質問から始まります。その質問に、「感染の危険を95%も減らすんですよ。ワクチンをうたないグループで20人の感染者が出る状況で、ワクチンをうっているグループでは1人しか感染者が出ないのです。副作用はせいぜいうった場所が腫れて痛いとか、翌日に熱が出たとかいうくらいで、効果に比べればほんの小さなものです」と言い続けながら、原稿のことを考えていました。

個別のワクチン体験

考えたのは、予防の効果と害が個人でどのように感じられるかです。

「私はワクチンの副作用でひどい目にあった」という体験はリアルです。ひどい目ほ

JCOPY 498-01416

どでなくても、うった場所が腫れたとか、痛みが出たとか、熱が出たとか、害の方は現実の体験としてはっきり存在します。それに対し、「私はワクチンのおかげで予防できた」という体験は、現実には何も起こっておらず、ほとんど幻のようなものです。

そう考えると、次のような説明の方が実際に起こることに近いような気もします。「ワクチンの害は実際の体験としてはっきりとありますが、予防効果は実感が乏しいもので、一人ひとりの体験ということで言えば、ワクチンを受けない方が良いかもしれません」という説明です。

「予防」には、あらかじめ社会的な視点が含まれています。自分自身を含めた全体まで考えが及ばないと、予防の価値は理解しがたい面があります。全体というのは市町村であったり、都道府県であったり、国であったり、地球であったりするわけですが、それぞれの範囲にいて報告される新規感染者数が減ることの価値は、自分だけにとどまらず、自治体なら自治体の、国なら国の、世界なら世界の、それぞれの社会的な立場に立って初めて理解できるものでしょう。

全体といっても、自分自身を含めて向こう三軒両隣というような範囲では、なかなか新型コロナ感染症の予防の重要性を理解するのは困難です。新型コロナ感染症が原因不明のままで、自分の周囲で亡くなる人が増えているわけでもない状況で、ワクチンの効果を説明することは困難です。「そんな感染症が本当にあるの?」、「それで死ぬ人が本当にいるの?」、というのが多くの人の実感です。自分の周りでそんなことが起こっているとは思えない、そこでは「おかしな注射を勧めるのは勘弁してほしい」という反応の方が普通でしょう。実際に接種を始めると、「腕が腫れるだけで、良いことは一つもない」という人ばかりになるのではないでしょうか。そこでは先の説明のうち、後の方がよりしっくりくる説明になるでしょう。

しかし、現実の世界がそうならないのは、みんな新型コロナ感染症の流行を知っており、そのうちの一部が重症化して亡くなるという情報を共有する社会があるからです。

自分事と他人事の境界

コロナの流行のことを何度聞いても忘れてしまう認知症の人に、マスクをしてもらうのはむつかしいし、納得してもらってワクチンをうつのも困難です。認知症の人は独自の世界に生きていて、コロナだからといって、どうともならないでしょう。問題は家族で、母がコロナになった、父がコロナで入院したと大変になるわけで、そこには家族という一つの小さな社会が立ち上がっている結果として、「予防」が問題になるわけです。

青島さんが他人事、自分事という視点で書いています。しかし、他人事とは何か、自分事が何なのか、もはや何が他人で何が自分だか分からない世の中に生きている気がし

JCOPY 498-01416

ます。

認知症患者が自分事にこだわって生きていて、その家族はほとんど他人事に振り回されている。「予防」は自分事で価値を持つことはなく、他人事特有の問題だ、そのように整理できるでしょうか。一人の認知症患者から家族「全体」へ向かう中で「予防」が重要になります。個人から社会へというのは、自分事から他人事へという流れと対応しています。しかし認知症の親を抱えた家族にとって、それが他人事かと言えばそうでもありません。全くの他人事であれば困ることもないでしょう。他人事でありながら自分事であるからこそ困るわけです。決して社会的な問題だけではありません。個人的な問題でもあります。ここでの自分事、個人的な問題も、家族のような小さな全体から、地域、自治体、国と範囲を広げていくと、どこかで自分事と他人事が区別できるような地点があるのでしょうか。家族は自分事、市町村もまだ自分事、国となると微妙、世界となるともう他人事、そんな風に考えることができるような気もします。しかしそんな考え方はあまりにナイーブというべきものでしょう。そんな線引きは収縮期血圧１４０ｍｍＨｇ以上を高血圧⑴というのと同じです。

個人と社会がつながる「全体」

そこでまたしても「全体」の問題に突き当たっています。
全体が自分自身のみに限られれば、認知症患者のように、ワクチンをうとうがうつま

1　血圧と脳卒中や心筋梗塞の関係は、どこかに閾値があるわけではなく、血圧が高ければ高いほどその危険が増す。１４０ｍｍＨｇが基準になる背景の最大の要因は10進法を使っているということかもしれない。しかし、１４０ｍｍＨｇを目標に治療するグループと１２０ｍｍＨｇを目標に治療するグループを比較して、後者で心血管疾患が少ないというランダム化比較試験の結果もあり、全くでたらめな基準ということでもない（Jeff D. Williamson, et al.Intensive vs standard blood pressure control and cardiovascular disease outcomes in adults aged ?75 years:A randomized clinical trial. JAMA. 2016; 315: 2673-82.）。

JCOPY 498-01416

いが、本人にとっては大きな問題でなくなります。向こう三軒両隣が全体になると、その中で感染者が出たりすれば問題になりますが、感染者がいなければ、やはりワクチンの価値ははっきりしません。そして、これが、小中学校の学区となるとどうでしょう。こうなるとワクチンが重要になる学区とならない学区はいろいろというのが今の感染状況でしょう。さらに流行が進めば、学区レベルの全体でもワクチンは重要ということになります。

で、今の東京都を全体と考えた場合のワクチンの価値となると、もうとにかくみんながワクチンをうつ価値があるということになっています。東京都の新規感染者数を多くの人がチェックしています。増えると困ったと言い、減ると良かったと言います。自分自身の生活もその結果に影響を受けて、増えると家にいよう、減ればちょっと出かけようかとなりがちです。

東京都の新規感染者数を問題にすると、もはやワクチンの効果の価値に反対するのはむつかしい。ワクチンが普及すれば、東京都の新規感染者は減少へ向かうでしょう。東京都の感染者数が減ることに価値があるという共通認識を得るのはむつかしいことではありません。多くの人にとって、東京都の感染者数は単なる他人事でなく自分事だという現実があります。もちろんそれは単に適当な線引きがなされているだけです。しかし、その「東京都でのことは自分事」という線引きに基づいてもう少し考えを進めてみます。

JCOPY 498-01416

ここまで考えたことを踏まえて、ワクチンの効果について書き直すと、次のようになるでしょうか。

「ワクチンはあなた自身には副作用を起こすだけかもしれませんが、東京都全体の感染者を減らすためには大きな効果があります。東京都全体の感染者を減らすために、ぜひワクチン接種にご協力ください」

ワクチン、降圧薬が供えられた神棚

ワクチン接種は多くの人にとって他人事ですが、私たちはそれが巡り巡って自分事になるような社会に生きており、一所懸命ワクチンを受けようとします。かくいう私も、ワクチンを勧め、注射し、という日々です。

青島さんが「**個別の医療という視点で見れば、どこか他人事の脳卒中も、社会全体としてみれば、極めて自分（社会）事なのです。**」というのと同じです。少し違うのは、脳卒中に対する予防効果は、せいぜい5年間で10%を6%に減らすに過ぎず、ワクチンとは比べ物にならないくらい小さいことです。それでも他人事の脳卒中を自分事として受け止め、70歳以上の60%以上が降圧薬を飲むという社会を作っています。

その社会について、「風の歌を聴け」に思い当たることが書いてあります。青島さんが引用してくれた部分です。もともとは虫よけであったものが「**どの家庭の便所にもそ**

れと同じマークのついたトイレ用パイプ磨きが転がっている」と村上春樹が言っている部分です。

もともとは降圧薬であったものが、ワクチンとして転がっている。降圧薬もワクチンも、どの家庭にも転がっている。しかし、転がっている、と言えればいいのですが、どうもそう言うことができず、降圧薬もワクチンも神棚②に供えてあるというのが現代です。

個人のレベルでは、降圧薬もワクチンも、副作用をもたらすだけの、ご利益のない価値不明のものですが、「社会が重要」という神棚に供えられることによって、パイプ磨きに匹敵する利益をもたらすようになる。それが現代と言い直すこともできるのではないでしょうか。

トイレではなく神棚というわけですが、神棚とは何か、もう少し説明が必要ですね。トイレは「象」に属することだが、神棚は「象使い」に関すること、ということになるでしょうか。「ものに属するもの」と「ハートフィールドに属するもの」の違いといった方が分かりやすいかもしれません。

「どの家庭の神棚にもそれと同じマークのついた神棚用降圧薬やワクチンが供えられている」

2　私の実家には神棚と仏壇があったが、その実家のあった場所には今はもう私とは関係のない葬儀屋のビルが建っている。引っ越した先の実家には、仏壇はあるが、神棚はない。私の自宅には仏壇も神棚もない。そもそも神棚はすでに実体を失っている。神棚は観念に過ぎない。「ハートフィールド」というわけだ。

JCOPY 498-01416

降圧薬もワクチンも個人個人に依存しながら、本当の対象者は社会全体です。脳卒中は少ない方が良い、新型コロナ感染症がない方が良い、そういう社会の実現が目的です。降圧薬もワクチンも、個人個人にとっては、トイレ用パイプ磨きのような実利があるわけでなく、神棚のお供えとしてしか価値を持たないということもできるでしょう。しかしその神棚のお供えにこそ価値があるのだ、というのが今の世の中です。

「鼠」の父が生きてきた社会は、「鼠」自身の時代になり、今どう変貌しようとしているのか。降圧薬やワクチンは、トイレ用パイプ磨きを、今度は神棚のお供えにまで格上げした社会に変貌させたのではないか、というのが私の考えです。

ワクチンの効果は実在しない

以前「平均値は実在しない」と書きましたが、「平均値は神棚に飾ってあるもの」と言えば、今回の話につながります。今回の話は、「降圧薬の効果は実在しない」、「ワクチンの効果は実在しない」というわけです。

統計指標というのは、平均値に限らず、実在しないという点で共通です。相対危険も実在しない。治療必要数も実在しない。危険率も実在しない。信頼区間も実在しません(3)。それでも「神は実在するか」というように、議論することはできるでしょう。し

3 ここでは数字は実在しないと書いたが、数学的実在論というのがある。数字は人間の認識とは関係なく、人間世界とは別のところに存在するということらしい。「人間なんていないと思ってごらん」というのは、統計学の世界にこそあるかもしれない。

JCOPY 498-01416

かし、その議論は何か不毛な感じがします。多くの人が平均値の実在を疑わず、降圧薬の効果を疑問に思わない中では、それらを一度ないと思って世の中を眺めてみることの方が重要だと思います。

そういう考えの延長上に、社会もないと思ってみようというのはどうか。「国なんてないと思ってごらん」という歌(4)が広く歌われることを考えれば、別に突飛なことというより、ごくありきたりの想像に過ぎないかもしれません。

さらに、「公共なんてないと思ってごらん」というのはどうか。公共がないとしたら、もはや我々はまともには生きられないのだろうか。

考えてみれば、EBMも科学、あるいは統計学という神を呼び寄せた一つの宗教だったのかもしれません。それは個別化を謳いながら、最終的には公共の福祉に至るまやかしに過ぎない。EBMは個別には使われず、公共に対してうまく利用されたという現実があるように思います。エビデンスは右翼的であると書きましたっけ。

個人と公共は対立するものとして語られるべきではないと思います。そこにあるのは対立ではなくグラデーションといった方が良いような一体化したものです。神は個人個人の心にある、というのですが、それが公共そのものだったりします。その公共がない世界で個人はどう生きることができるのか。またもう一つの宿題が明らかになりました。

4 「イマジン」ジョン・レノン・1971年:「天国なんてないと思ってごらん」というのだが、天国はないと思っている人もたくさんいる。私は「天国がある」という人の方が夢想家のように思えるのだが、どうか。ここでの「ある／ない」はそもそも存在を問題にしているわけではない。存在を問題にしているのか、認識を問題にしているのか、ということではないか。すべてを認識の問題だとしたときに、どう考えられるかということが、ここでは問われている。つまりそもそも人間がいる世界を前提としている。

JCOPY 498-01416

「人間なんていないと思ってごらん」
「公共なんてないと思ってごらん」

考えは尽きませんが、今回はとりあえずこの辺で。では、また。

敬具

2021年5月28日

第十便 月明かりに垣間見る象の姿

from Aoshima to Nago

拝啓

僕の職場でも新型コロナウイルスワクチンの接種が始まっています。そしてちょうど昨日、僕自身も二回目の接種を終えたところです。二回目を接種した後はひどい熱が出た、腕が真っ赤に腫れてびっくりした、頭痛や倦怠感が酷くて起きていられない、というような話を聞いていたので、内心びくびくしていました。ところが、思ったほど強い副反応もなく、こうして返信を書いています。倦怠感があるといわれれば、何となくだるいような気もしますが、体調が良いか悪いかで言えば、決して悪くはないというような……。体調というのもまた、捉えどころのないものですね。

全体とは何だろう

「全体」という言葉の意味について、改めて辞書を確認してみました(1)。すると、次の三つの文章が列挙されています。

1 精選版 日本国語大辞典，小学館・2005年。「全体」の解説。https://kotobank.jp/word/%E5%85%A8%E4%BD%93-550531

①身体のすべての部分。身体の全部。全身。
②物・事柄の全部。機構・組織など、ひとまとまりのもの残らず全部。
③天から受けた完全な本体。

一見するとバラバラの文脈ですが、これらに共通するのは「一度にすべてを見渡すことが困難な物事を指している」ということかもしれません。自分の体はもちろん、テーブルの上に置かれたマグカップでさえ、人は一度に全体を眺めることはできませんし、物・事柄の全部となればなおさらです。「天から受けた完全な本体」なんていうと、現実の事物と言うよりはむしろ、実体無き宗教的な何か……という印象さえあります。

個人にとっての公共

自然科学において統計学を利用する目的の一つは、目の前に起こった出来事から全体を推測することにあります。ここでいう「全体」とは母集団のパラメータのことです。もちろん、母集団は一度にすべてを見渡せるようなものではありません。それゆえ母集団の特性は、(各パラメータが正規分布に従うと仮定すると）その平均値と標準偏差によってイメージするよりほかないものです。薬の効果とは概ね、このようなイメージの背後に立ち上がるものと言っても良いでしょう。

しかし、(現実に起こり得る) 現象としての薬の効果を考えた時、あるいは「全体(母集団)」から「個人」に視点を移した時、平均や標準偏差に実体がないことに気が付きます。先生がおっしゃるように、相対危険や治療必要数、危険率、信頼区間さえも実在しません。それこそ、天から受けた完全な本体のようなものです。たとえ95%信頼区間法で全体を推定しようとも、それは母平均の実在を論理的に基礎づけるものではありません。

「公共」は母集団にとっての意味や価値を生み出す「場」と考えることができます。しかし、母集団の輪郭を推定統計という仕方でしか把握できない以上、「個人」にとっての「公共」は、カント的な物自体に近しいものなのでしょう。実在しない、あるいは仮に実在したとしても人の認識では直接的に把握することは困難なのだということは良く分かります。

あらかじめ社会的な視点が含まれているということ

先生が書いてくださったワクチンに対する認識のお話は、薬剤師的な文脈で言えばポリファーマシーについても同様に考察することができます。ポリファーマシーの害も、あくまでも「潜在的なリスク」に関するものです。それゆえ、薬の数を減らしたところで、その効果の恩恵は今すぐに実感できるものではありません。しいて言えば、服薬す

JCOPY 498-01416

る負担が減るとか、薬代が安くなるといったようなものでしょう。

ただ一方で、ベンゾジアゼピン系薬剤に代表されるような睡眠導入剤や、プロトンポンプ阻害薬など、現在における不快な身体症状を緩和するような薬は、実感できる効果がそれなりに明確です。それと同時に、これら薬剤は潜在リスクとして評価がしやすいこともあり、処方内容の適正化と言えば、ベンゾジアゼピン系薬剤やプロトンポンプ阻害薬に関心が集まることは良くある話です。ただ対症治療を目的として用いられている薬は、ノセボ的な効果も含めて投与中止による症状再燃も珍しくありません。薬を減らすことの害は、わりとはっきりしているというわけです。先生に倣えば、ポリファーマシーとその介入については、次のように言うこともできるでしょう。

「薬を減らすことの害は実際の体験としてははっきりあるかもしれませんが、減らしたことによる副作用の危険性を減らす効果は実感が乏しいもので、一人一人の体験ということでいえば、薬を減らさない方がいいかもしれません」

もちろん、ワクチンの効果と比べたら、ポリファーマシーに対する減薬介入で得られる有益な効果は微々たるものです。むしろほとんどないといってもよいかもしれません[2]。ただ、ポリファーマシーへの介入も「予防」的という観点からすると、ワクチン接種のそれとよく似ています。それゆえ先生がご指摘されたように「あらかじめ社会的

2　Kenya Ie, et al : A narrative review of evidence to guide deprescribing among older adults. J Gen Fam Med.2021. Doi: 10.1002/jgf2.464.

JCOPY 498-01416

な視点」が含まれていることもまた確かです。ポリファーマシーの社会的な視点とは、医療経済的な問題です。

「薬を減らすことは、あなた自身にとってみれば、症状再燃の危険性を高めるだけかもしれませんが、日本全体の医療費負担を減らすには小さくない効果があります。皆保険制度を持続的なものにするためにも、減薬にご協力ください」

エビデンスとパラダイム

ポリファーマシーに対する介入は「個人」にとって価値がある。ここが最初のスタートだったと思うのです。やがてその価値は世界中でポリファーマシーに対する関心を高めていきます。潜在的不適切処方をスクリーニングするためのクライテリアのようなものは、そうした価値が具現化されたものと言ってもよいでしょう。こうしたツールが神棚に祭られることで、ポリファーマシーは是正すべきものという公共的なパラダイムが構築されていきます。そのような中で、いくつかのエビデンスが減薬介入に対して否定的な結果を出そうが、そのパラダイムは容易に変化しません。

パラダイムシフトとは科学史家のトマス・クーン[3]によって提案された概念ですが、現実的にはパラダイムはシフトせず、いくつかのアドホックな修正を加えたまま、その

3 トマス・サミュエル・クーン（1922～1996年）アメリカ合衆国の科学史家、科学哲学者。パラダイムとは、ある時代のものの見方・考え方を支配する認識の枠組みのことで、クーンが著書『科学革命の構造（Kuhn, Thomas S. The Structure of Scientific Revolutions (1st ed.). University of Chicago Press.1962)』で用いた概念である。端的には社会的規範、あるいはその時代に支配的な常識的価値観と言っても良い。実は、パラダイムという言葉に対する厳密な定義はなく、クーン自身によるパラダイムの概念も、21種類の意味で用いられていると指摘されている（Imre Lakatos.et.al. Criticism and the Growth of Knowledge: Proceedings of the International Colloquium in the Philosophy of Science, London, 1965, Vol. 4.Cambridge University Press; 1st edition（October 23, 1970)。クーンは、『科学革命の構造』の中で、科学の歴史が常に累積的なものではなく、断続的に革命的変化すなわち「パラダイムシフト」が生じると指摘した。

JCOPY 498-01416

中心命題が生きながらえることは経験的に明らかです[4]。そして、パラダイムはいつしか実証的根拠（エビデンス）が示している事実とのズレを内包しつつ、パラダイム・ベイスド・メディスンとも呼ぶべき様相を呈していきます（2型糖尿病と厳格血糖コントロール治療の是非をめぐるテーマが良い例ですね）。

ポリファーマシーについても、その潜在的な害や介入効果について、良く分かっていないにも関わらず、現実的には「薬を減らした方がよい」というパラダイムが主流でしょう。むろん、「公共」の立場からすれば医療費削減につながることは事実かもしれません。「個人」に対するポリファーマシーの介入というのも、結局のところ「公共」にとっての価値に置き換えられているように見えます。

相対主義を徹底化する

「個人」と「公共」を考えていく中で、池田清彦さんの著書『構造主義科学論の冒険』の一節を思い出しました。

「現象の絶対性に比べれば、科学理論は相対的なものです。従って科学理論を盾に個人の恣意性の権利を侵害することは許されないのです。」[5]

4 クーンが提唱したパラダイムシフトについては、ポパー、ラカトシュ、ファイアアーベントらの哲学者が批判的な論旨を展開した。

5 池田清彦．構造主義科学論の冒険 p．242．

科学理論は「公共」の属するもの、現象は「個人」に属するものだと思います。「公共」を盾に、「個人」の恣意性の権利を侵害することは許されないという主張は、**「個人と公共は対立するものとして語られるべきではない」**という先生のご指摘と重なるように感じます。

いわゆるポストモダン以降、僕たちは絶対的な価値など実在しないという相対主義の影響を少なからず受け続けています。人にはそれぞれ個別の世界があると考えることは、「多様性を重視せよ」という価値観の元にむしろ擁護される時代です。ただ一方で、絶対的、普遍的な価値が実在しないとするならば、「何でもあり」ということになってしまい、それはそれで社会生活が立ち行かないことでしょう。それでも現実社会がそれなりの秩序を保って成立しているのは、相対主義の中にも絶対主義が入り混じっているからなのだと思います。

薬を飲もうが飲むまいがどちらでもいい、ワクチンを接種しようがしまいがどちらでもいい、というのは相対主義の帰結です。どちらでも良いことは、価値の多様性を肯定する面もあり、それはそれで良いのですが、現実的には「公共」の力という絶対性がそれを阻害します。特に「健康」には多様性が認められない側面が強いといえるでしょう。この絶対性に抗い「公共」と「個人」のグラデーションをより滑らかにしていくためにも、相対主義を徹底することこそが必要なのかもしれません。「公共」と「個人」とい

JCOPY 498-01416

う種類の差ではなく、程度の問題に還元する理路が必要なのだと感じています。

東京タワーの見え方

認識の相違を否定するのではなく、むしろ徹底化していくうえで僕が考えていたのは「意味の場」と「現象としての実在性」です。

例えば、数字が数学の世界で意味を持ち、素粒子が物理学の世界で意味を持ち、神という存在がその存在を信仰している人たちの中で意味を成しているように、薬やワクチンも特定の世界（コンテキスト）の場のうちで意味を持ち、そして実際的に現象します。あるいは、象はハートフィールドのうちに生きているということかもしれません。象が生きている「唯一無二の世界」は実在しないというわけです。それぞれの世界がある、というのは単に認識の違いや価値観の違いなどではなくて、多様な世界がすべて実在すると考えるのです。ゆえに、ただ唯一のメタ的な世界（公共、あるいは全体）は実在しないことになります。

例えば、東京タワーをA地点から見る場合と、B地点から見る場合を考えてみます。A地点から見る東京タワーと、B地点から見る東京タワー、どちらが実在的なのでしょう。この問いに対するありがちな答えは、A地点から見える東京タワーも、B地点から見える東京タワーも、特定の関心のもとに切り取られた風景の解釈であり、どちらも実在的ではないというものだと思います。東京タワーの実在は東京都港区芝公園4丁目2－8に存在する実在物であり、それ以上でもそれ以下でもありません。そして東京タワーの全体を捉えることができない以上、僕らは物自体としての東京タワーを認識することなどできないというわけです。

しかし、A地点という「意味の場」、すなわちコンテキストに基礎付けられた東京タワーは現象という仕方で実在しています。B地点の東京タワーもしかり……。このような「意味の場」を無限に設定できることは自明ですから、現象として実在しうる東京タワーは無数に存在し、そもそも全体（公共）という概念に収まることはありません。「公共」が実在のすべてを包括する最大集合を意味するのであれば、実在的な視点は実際には無数に存在するので、そのような包括は不可能だといえるように思います。

僕たちが寝ている間の月とその光

「平均」は確かに実在しません。しかし、統計学を含む科学な言明が人の認識の上でしか存在しないのなら、僕たちが寝ている間、月は存在しないのでしょうか。完璧な月などといったものは存在しない……確かにそうなのだと思います。ただ、ベランダに出て、夜風にあたりながら眺める月にもまた実在という直感があります。目の前に現象し

JCOPY 498-01416

ている月は科学的な定義を超えて実在しているように思えるのです。そしてこの月は、たとえ人間がいない世界でも、夜空を明るく照らすことでしょう。

新型コロナウイルスもまた、自然種としてのウイルスと、人の関心が生み出し意味付けたものとしてのウイルスがあります。そして、そのいずれもが社会に小さくない影響を与えるだけの実在性を備えているように思えます。プラグマティズムの創始者、パース⑥による「プラグマティック・マキシム」には、現象としての実在性を考察するヒントがあるように感じました。

「私たちの概念の対象が、実際的な関わりがあると思われるどのような結果をおよぼすと私たちが考えるか、ということをかえりみよ。そのとき、こうした結果に関する私たちの概念が、その対象に関する私たちの概念のすべてである」

「象」が「現れる」ということ

「公共」のない世界を考えたときに僕たちがよって立つ出発点はやはり、現にありありと感じることができる現象なのだと思います。ワクチンを接種した方が良いかどうかという問いに対して、論文は因果的連関という視点から、有効率95%という効果を端的に表しています。この効果自体にありありとした現象性を求めるのは難しいでしょう。

6 チャールズ・サンダース・パース（1839年〜1914年）アメリカ合衆国の哲学者、論理学者、数学者、科学者であり、プラグマティズムの創始者。

であるからこそ、「公共」というような捉えどころのない視点が出てくるのかもしれません。

ワクチンの効果が実在するか否かに関わらず、ワクチン接種率が高い国や地域ではマスクの着用やソーシャルディスタンスなどの感染対策から少しずつ解放され、経済活動がコロナ以前に戻りつつあります。こうした現実を「公共」にとって……、あるいは「個人」にとって……という仕方で切り分けるのではなく、人の生活にとって実際的な関わりがあると思われるどのような結果をおよぼすと僕たちが考えのるか……そのことを顧みる必要があるのかもしれません。

「現象」という言葉は「象」が「現れる」と書くわけですけども、このこともまた、象と象使いに関する何かにつながっているのでしょうか。そんなことを考えながら筆をおくことにします。まとまらない考察になってしまいましたが、先生のお考えを伺うことができましたら幸いに存じます。

敬具

2021年6月5日

その頃日本は

	社会の出来事	医療の出来事
6月	・女子ゴルフの最高峰、全米女子オープンで6日、笹生優花が初優勝した。19歳11カ月での優勝は大会最年少タイ記録で、女子日本勢のメジャー制覇は史上3人目。 6/20 緊急事態宣言解除。	エーザイとバイオジェンが共同開発したアルツハイマー型認知症治療薬のアデュカヌマブをアメリカ食品医薬品局(FDA)が迅速承認。

JCOPY 498-01416

多様な個人の集合としての「全体」

——統計学的数字も一部に過ぎない

from Nago to Aoshima

拝啓

第十便の返信です。これを一区切りに、というところですね。ただ十というのも十進法を採用した世の中で生きている偶然に過ぎなくて、特にそこに意味はないですが、十という数字にとらわれるという点で、これまでのやり取りと重なる部分があります。

数を数えるということの延長上に統計学があり、平均や標準偏差、相対危険、治療必要数、危険率や信頼区間の利用と、青島さんとの書簡のやり取りを数えることには共通の起源があります。端的に言えば、数字は公共性が高く、最も共有しやすい情報だということですね。

青島さんと私の二人であっても、そこには「公共」があります。さらに、二人という数字、十回目のやり取り、数字がそこでの公共性を支えています。「公共」とは「数字」のことである、と言ってもいいような気がします。

「数字」で示される「公共」

今クリニックには ローテート中の初期研修医がいるのですが、「先生の今の夢は何ですか」なんて聞くものだから、「還暦前でもう夢も何もないよね。早く引退してごろごろしてることかな[1]」などと答えたついでに、「あなたの夢は」と聞いてみました。すると、「二〇代三〇代の自殺者を減らしたい」というのです。出た、「公共」と「数字」の話題だと、あらぬ方向に反応してしまいました。彼女の夢の内容については特にコメントせず、「そういう夢だと、数字で減った、増えたというのがはっきりして、どうやれば減るのかも分かっている部分が多く、達成しやすいよね」なんて反応してしまったのですが、青島さんとの書簡が明らかに影響しています。「公共」を「数字」に置き換えると、すぐに良い仕事ができるよね、みたいなことを言っていたわけです。

研修医がどう受け取ったかは分かりませんが、あんまり良い気分ではなかったでしょう。実際、そんな数字で置き換えられる「公共」なんて実在しないというのが最近の私の関心ですから、彼女の夢を否定した発言です。さらにそこへ追い打ちをかけてこう言いました。「そういう夢は医療の王道でもあるよね。降圧薬をできるだけたくさん処方して脳卒中を減らしたい。禁煙を積極的に勧めてがんを減らしたい。そういうのと同じですか」と。そうすると、そこへ間髪なく反論が来ました。「そういう数字が問題ではないんです。個々の人が問題なんです」と。

1　2021年末をもって院長を退き、今まさにごろごろしながら原稿を校正している。

JCOPY 498-01416

研修医もよく分かっているのです。「数字」で表せる「公共」なんて存在しないと。彼女がイメージしていたものは、個々の患者が、個々の診療の中で自殺せずに済んだというような実感の積み重ねのことを言っていたわけです。しかし、その「実感」も怪しい。特に「予防」となると、対応が洗練されて効果が大きいほど、個別の医者や個別の患者には予防の「実感」がなくなるという逆説があります。ワクチンはその最たるものでしょう。相対危険減少95%というすさまじい効果も、個別に効果を実感することはとてもむつかしい。そこにはどうしても「公共」という考えが必要になります。そこへ「数字」、さらに言えば「統計学」という大きな武器が現れました。

「公共」の押しつけとしての統計学

『統計学が最強の学問である』[2]という本が少し前にベストセラーになりましたが、降圧薬やワクチンを神棚に上げたのは紛れもなく統計学でしょう。

自分が見渡せる範囲を見ていても、ワクチンが有効なのかどうか分からない。統計学で全体を眺めるとその効果が見えてくるというわけです。しかし、その「全体」というのがどうも怪しい。出てくる数字に実体がないからです。数字をいかにいじくりまわしても、「全体」は見えてきません。青島さんが指摘するように、「全体」とは、「物自体」とでもいうべきもので、最強の学問だと言ってみたところで、所詮統計学は神にはなれない、せいぜい神棚が限界だ、それがこれまでの議論でしょうか。

2 西内敬、統計学が最強の学問である．ダイヤモンド社．2013年：統計学は今の世の中では最強かもしれないが、それは同時に公共が優先される息苦しい世の中かもしれない。

しかし、神棚の威力も相当で、高齢者の半分以上が降圧薬を飲み、四分の一がスタチンを飲み、数十％が六種類以上の薬を飲むという世の中があります。コロナワクチンの接種も、予想を超えたスピードで加速しているようです。

とはいえ、その方向性はあまりに一方向に偏っている気がします。個人個人の治療効果とはかけ離れたところで、相対危険がいくつで、統計学的にも有意で治療をすべきと、数字の解釈があまりに「公共」によりすぎていて、個人が置き去りにされているというのが今の医療でしょう。血圧や脂質異常、糖尿病などでは個々の効果が小さく、「公共」のためにと考えなければ納得できない状況で、世の中全体が薬を飲むべきだという一方向に進んでいます。ワクチン接種もとにかく接種できる人はみんな接種をという流れです。

もちろん降圧薬を拒む人もいますし、相対危険0・8という降圧薬などに比べて、0・05という圧倒的な効果を示すコロナのワクチンでも、一部の人たちの強い拒否があり、小中学校での集団接種に対して、子供を殺す気かなどという脅迫まがいの電話が多数寄せられたというニュースが数日前に流れていました[3]。降圧薬などに対してこれほど激しい拒絶を聞いたためしはありません。降圧薬とワクチンの効果を数字で比べれば、むしろ降圧薬に対してこうした動きがあってもよさそうです。

数字で表した時の小さな効果を受け入れ、大きな効果を拒絶する状況を見ると、「公共」に対して「数字」はそれほど大きな意味を持っていないようにも思えます。「公共」が「数

3　京都府伊根町では6月6日から12～15歳を対象に接種を開始したが、批判が殺到。町コールセンターの回線がパンクし、開始から約30分で停止する事態となった。

JCOPY 498-01416

字」であると最初に書きましたが、訳が分からないといった方がいいような気がします。相対危険0・8の治療は積極的に受けるが、0・05のワクチンは拒絶する。この矛盾を説明するのはとても困難です。治療効果の大きさなどはあまり問題ではなく、むしろ「公共」の押し付けに対する無意識の拒絶がワクチン接種を機会に噴出しているのかもしれません。

私自身も、自分が医者でなかったらと考えると、案外同じような反応だったかもしれません。ただ降圧薬もワクチンもどちらも拒否するという態度で、降圧薬は受け入れ、ワクチンは拒絶というのはやはり理解しがたい。ただそれは私自身が多くの臨床研究結果を読んだうえでのことなので、医者でなく、そうした論文を全く読んでもいなければ、降圧薬を受け入れ、ワクチンを激しく拒絶していたかもしれません。そう考えると、ワクチンに対する激しい拒絶は、医療者としては受け入れることが困難ですが、医療者を離れたときには、「公共」に対する「個人」の抵抗として、それなりに理解ができるものでもあります。

「公共」の有害性

「公共」というと良いことばかり考えるかもしれませんが、歴史的には「公共」ほど恐ろしいものはないという気もします。「お国のため」、さらには「大東亜共栄圏」(4)とか、

4　アジアをヨーロッパ列強から独立させ、大日本帝国、中華民国、満州国を中心とした国家連合構想だが、実際は日本の植民地政策に過ぎなかった。

JCOPY 498-01416

「八紘一宇」[5]とか、「公共」が戦争をもたらしました。最近でも健康増進法などに似たようなものを感じます。国が国民に対して健康でないと困るというのは、戦前から変わらぬ国と個人の関係を示しているようにも思います。国家に歯向かうものを殺す権力から、国家に奉仕する人を生かす権力、「生権力」として無意識に行使される「公共」は、中国やミャンマーの国家権力より、はるかに怖いという見方もできます。

そこで、「公共なんてないと思ってごらん」というわけです。日本全体の脳卒中がどうかなんて私には関係ない。世界でコロナがどうかなんて私には関係ない。そういうことがあまりに言いにくくなっている世の中があり、それはコロナの流行が収まらない世の中よりも住みにくい世の中という気もします。降圧薬を飲んでいないと、脳卒中になっても知りませんよと言われる世の中、タバコを止めないと、いったいあなたの喫煙のせいで何人が死んでると思っているのですかと言われる世の中、ワクチンをうたないと、自分自身が感染源になることを考えないんですかと言う世の中。そして、多くの人が、私がこう書くことに対して反論する世の中があります。医療者でない人でも、多くは降圧薬を希望し、タバコを止め、ワクチンをうつ流れに乗ります。医療者のほとんどすべては、降圧薬を勧め、禁煙を勧め、ワクチンを勧めるでしょう。私自身も毎日の診療はその通りです。

5 「全世界を一つの家のようにする」という意味の大東亜共栄圏実現のためのスローガン。これだけなら良い標語のような気もするが、家族が地獄であると思う人は案外多い。国よりも家族の方が怖いのかもしれない。そうだとすれば「家族なんてないと思ってごらん」という方が重要だ。

JCOPY 498-01416

「公共」としての「健康」

医療者にとって、「公共」はもはや「健康」と同義です。「健康」もまた社会の視点なしに語ることはできません。健康な人と健康でない人が常にいる社会では、常に健康であることを強制されることになります。社会のためには健康な人が必要だからです。「数字」はその「健康」に向かうための道具にすぎません。血圧が、血糖が、コレステロールが、体重が、栄養が数字化され、健康へ向かうための指標として使われます。そして、医療者は、その「健康」のために日々努力しています。青島さんも私も、です。しかし、どうも変だ。その変だと感じたところで、青島さんと私の偶然の出会いがありました。

青島さんが書いてます。

「個人」にとっての「公共」は、カント的な物自体に近しいものなのでしょう。実在しない、あるいは仮に実在したとしても人の認識では直接的に把握することは困難なのだということは良く分かります。

そんな実在しない「公共」のために、なぜ健康を目指さなければいけないのか。余計なお世話ではないか。

さらに青島さんは書きました。

多様な世界がすべて実在すると考えるのです。ゆえに、ただ唯一のメタ的な世界（公共、あるいは全体）は実在しないことになります。

「多様な世界がすべて実在する」、それは私の今の時点での結論でもあります。健康なんてどうでもいい世界も実在するし、薬やワクチンなんて使わなくていいという世界も実在します。しかし、降圧薬を飲むと、あるいはワクチンをうつと、世の中が幸せになる、というような単純な世界は実在しません。

逆に「公共」の名のもとに悪がはびこるというのは、決して珍しくないように思います。高血圧患者全員が降圧薬を飲む、全国民がワクチンをうつ、それはディストピアかもしれません。

人間にも善と悪があるように、公共にも善と悪があります。そしてまさに今、個人の悪に厳しく、公共の悪に寛容な、とんでもない世の中が進行しているように思えてなりません。

また、「多様な世界」は「全体」に対する答えでもあります。一人ひとりが認識するすべてが「全体」です。そこには、健康だけでなく不健康もあり、生だけでなく死もあります。健康だけを目指す中に全体はありません。生き延びるだけを目指す所にも全体

JCOPY 498-01416

はありません。

多様な個人が考える多様な全体

「公共」をいったん捨て、「個人」に戻ってみる。そこでも青島さんの考えに沿って私も考えてみます。

「私たちの概念の対象が、実際的な関わりがあると思われるどのような結果をおよぼすと私たちが考えるか、ということをかえりみよ。そのとき、こうした結果に関する私たちの概念が、その対象に関する私たちの概念のすべてである」

その引用に続いてこうあります。

「公共」のない世界を考えたときに僕たちがよって立つ出発点はやはり、現にありありと感じることができる現象なのだと思います。

しかし、どうもそう簡単にはいかないように思います。その場で関心のある、感じとれる部分だけを切り取って「全体」としようというのがプラグマティックな対応の一つかもしれないというわけですが、それは偶然とか、誤配を排除してしまう避けるべき対

JCOPY 498-01416

応のような気がします。むしろそこで必要なことは、「感じることができない現象がある」という立場ではないかと思うわけです。一人ひとりがそれぞれの関心によって立つほかないからこそ、関心のないことにこそ目を向け、さらには「人間がいない世界」[6]も考えながら、偶然、誤配の可能性を常に信じることではないでしょうか。

そういう意味では、反ワクチン運動は誤配を生み出す対象なのかもしれません。私自身、日々ワクチンをとにかく勧めるというのが毎日です。それに対して、ワクチン接種の邪魔をするとは何事かというわけですが、医療者という立場を離れ、彼らにどんな情報が誤配されているのか、とことん考えてみるのはどうか。ワクチン接種後に１００人が死んでるんですよ[7]、それでもいいんですか。その問いかけに、単に間違っていると答えたところで何も始まりませんが、それもまた多様な実在の一つとして認めれば、意外な誤配に発展するかもしれません。それがどんな誤配につながるのか、さっぱり予想もつきませんが、そこにもまた「副腎」があるかもしれないのです。

青島さんが薬剤師になったのも、私が医者になったのも、誤配の結果としか言いようがありません。医学情報はこれからも誤配され続けるでしょう。医学情報はとにかく健康を目指します。しかし、その健康を目指すはずの医学情報が、私に繰り返し届けられる中で、健康を目指すのはばかばかしいという意外な結果をもたらしました。どこまでも健康な人間なんて健康ではない。どこかで不健康になって死んでいくのが健康な人間

6 「人間なんていないと思ってごらん」という視点を十分とりあげることができなかった。今後の課題としたい。

7 これはワクチンをうっていない集団の死亡率と比較しなければ評価ができない。ファイザーワクチンのランダム化比較試験（N Engl J Med. 2020; 383: 2603-15）では、ワクチン群で2名、プラセボ群で4名の死亡が観察されている。少なくともワクチン群の方で死亡が多いという結果ではない。

JCOPY 498-01416

というものだ、そんなところにたどり着きました。これは誤配の結果ということでしょうか。

健康／不健康と同様、人間／非人間も同様なところがあります。公共的であるだけが人間ではありません。公共と相いれないのもまた人間です。健康についての情報にさらされ続けた結果、不健康こそ健康というとんでもないところに達したように、降圧薬を、スタチンを、血糖降下薬を言いつけ通りにのみ、最も公共的な態度を取り続ける患者にさらされ続ける中で、それに反抗するものこそ人間である、そんな結論がこの先待っているのでしょうか。1年後には、私が反ワクチン運動に参加しているかもしれません。可能性はゼロではない。だって今の時点でも、相対危険減少は実在しない、そう思っているのですから、95％の相対危険減少もまた実在しない、そんな数字は無意味だ、そう考えるようにならないとも限りません。

そんな未来も多様な全体の一部として考慮し、また次の副腎との出会いを期待しながら、これからも適当に生きていきたいものです。

では、また。

敬具

2021年6月14日

JCOPY 498-01416

最終便：小さなディストピアと均されたみんなの意志

from Aoshima to Nago

拝啓

何かと慌ただしい年の瀬、年内に終わらせておきたかった仕事は多々ありましたが、予定通り進捗できるわけもなく、気が付けば２０２１年が過ぎ去っていました。そんな２０２２年の年明けですが、往復書簡をあらためて第一便から読み直していたところです。

思えば、最初の書簡を書かせていただいてから、すでに一年近い月日が流れています。世界は未だ、新型コロナウイルス感染症の影響下にあり、オミクロンと名付けられた変異株が猛威をふるっています。一方で、同ウイルスがもたらした感染症は、非日常と言うより他ない状況から、滑らかなグラデーションを行きつ戻りつつ、最近では日常化と呼べるような様相を呈しています。米国では感染者数が過去最多を記録しているにも関わらず、航空機需要が２０１９年の8割程度まで回復しているそうです。第一便で、僕が論じていた「日常」と「非日常」の区別というのも、結局のところ人の認識にすぎな

JCOPY 498-01416

いものだったと気づかされます。

往復書簡を読み直す中で、やはり心に引っ掛かるのが「公共」という概念です。公共は実在せず、人それぞれの認識にすぎないものだとしても、健康が公共の一部となった現代社会では、公共を意識せずに臨床判断は難しいように思います。これに関連して、第一便で僕は「生活を侵食する数字」について言及していました。今になって思えば、ＥＢＭを実践する背後には、必ずと言ってよいほど「公共」の影が見え隠れしていたように感じます。もちろん「公共」というものを意識して論文結果を眺めていたわけではありませんが、漠然と感じる「公共」に対してどう向き合えば良いのか、その言葉たちを探していたのでしょう。

カーボンニュートラルの問題

２０２１年の暮れ、たまたまスイッチを入れたテレビ画面には、ある情報番組が映し出されていました。番組で取り上げられていたのが持続可能な開発目標（Sustainable Development Goals：SDGs）です。いくつかある開発目標の中でも、関心を惹かれたのがカーボンニュートラルの話題でした。あらためて調べてみると、２０２１年10月に閣議決定された地球温暖化対策計画において、日本では温室効果ガスの排出量を２０３０年時点で26・０％減（２０１３年比）とする削減目標案が掲げられたそうです(1)。

地球温暖化は二酸化炭素やメタン、一酸化二窒素など、大気中の温室効果ガスの増加により引き起こされますが、その最大の原因は石炭や石油など化石燃料の燃焼による二酸化炭素の増加です。しかし、温室効果ガスの排出要因はそれだけではありません。近年、特に注目を集めているのが、食糧の生産過程に生じる温室効果ガスの問題です。食糧生産に伴う温室効果ガスは、排出量全体の三割近くを占めているとも言われており(2)、牛をはじめとした家畜のげっぷや排せつ物に含まれる多量のメタンガスが、その大きな原因となっているそうです。

「健康」が公共化する中で、環境的に持続可能で、健康的かつ栄養的に十分な食料供給は、世界共通の課題としての認識を強めています。そういう意味では野菜、果物、全粒穀物、豆類、ナッツ類、魚介類、鶏肉などを基本とした食事は、健康的な食事であるとともに持続可能な食事ともいえるかもしれません。

小さなディストピア

２０２１年11月、Rippinらは、食品と温室効果ガスの排出量に関する興味深い研究(3)を報告しています。この研究では３２８７品目の食品について、それぞれの食品の生産工程で発生する温室効果ガスの排出量が推定されました。また、英国に在住している

1　環境省.地球環境・国際環境協力．地球温暖化対策計画（令和3年10月22日閣議決定)。http://www.env.go.jp/earth/ondanka/keikaku/211022.html

2　Climate Change and Land: An IPCC special report on climate change, desertification, land degradation, sustainable land management, food security, and greenhouse gas fluxes in terrestrial ecosystems. IPCC. 2019.

3　Holly L Rippin, et al : Variations in greenhouse gas emissions of individual diets: Associations between the greenhouse gas emissions and nutrient intake in the United Kingdom.PLoS One. 2021; 16: e0259418.PMID: 34813623

JCOPY 498-01416

212人を対象に、24時間にわたる食事の摂取状況と温室効果ガスの排出量が調査されています。

その結果、調査対象となった3287品目のうち、温室効果ガスの発生原因として特定された食品は98%にのぼりました。特に**肉類は、食事に関連する温室効果ガスの32%**を占め、次いでコーヒー、アルコール類などの飲料15%、乳製品14%、ケーキ、ビスケットなどの菓子類が8%でした。また、温室効果ガスの排出量は、女性と比べて男性で41%、野菜を主とする食習慣（ベジタリアン）の人と比べて、そうでない人（非ベジタリアン）で59%多いことも分かりました。

男女で温室効果ガスの排出量に差がみられる原因は、肉類の摂取量の違いと考えることもできるでしょう。論文著者らは次のように結論しています。

「持続可能な食事を推進する政策においては、植物由来の食材を用いた食事に焦点を当てるべきである。コーヒーやアルコール類などの飲料を、より持続可能な代替品に置き換える一方で、栄養価の低い甘いスナックの摂取量を減らすことで、さらなる機会がもたらされる。健康的な食事は温室効果ガスの排出量が少なく、地球規模の健康と個人の健康との間に一貫性があることを示している」

持続可能な開発目標（Sustainable Development Goals：SDGs）と言えば聞こえは良いですが、この研究結果や著者らの結論を見て感じることは、公共と個人を架橋しているグラデーションを断ち切る「力」のようなものです。温室効果ガスを削減し、気候変動の正常化に向けた取組みの推進は、非の打ち所のない正論ではあるけれども、そこには個々人の食習慣にも小さくない変容が迫られることを意味します。むろん、公共と個は常に断裂しているものではなく、密接に関わっているものではありますけど、こうした流れの中に、小さくないディストピアを感じてしまうのです。

均されたみんなの望みの行方

ただ、公共の益を目指すことによる個の豊かさの阻害は、わりと構造が単純です。人類の歴史を振り返れば、このような状況は数多く繰り返されましたし、似たような議論はこの往復書簡の中でも散見されます。

現実はもっと複雑で、個人の豊かさを守るという視点が市民権を得られるかといえば、必ずしもそうではありませんよね。実際のところ、多様性を大事にすることよりも「みんなと一緒が良い」と考えている人の方が大勢なのかもしれません。公共とはそういう意味では集団的な意志の表れとも言えそうです。この場合の意志とは、ルソー④が**一般**

4　ジャン＝ジャック・ルソー（1712〜1778年）は、主にフランスで活躍した哲学者、政治哲学者、作曲家。ルソーは私利を追求する個々の意志の集合（全体意志）ではなく、公共益に発した個々人の共通の利益を目指す意志、すなわち一般意志こそが、政治思想における基本原理であると考えた。

意志と呼んだようなもの、あるいは東浩紀さんが**「一般意志2.0」**[5]と呼んだようなものなのかもしれません。つまりは**「均されたみんなの望み」**あるいは**「集合的無意識」**こそが、健康をめぐる意思決定に小さくない影響力を持っているということです。

5 東浩紀．一般意志2・0 ルソー、フロイト、グーグル．講談社・2011年。

統計が導くものとは何か？

一方で、ルソーが言うように一般意志は常に正しいのかもしれませんが、それを導く判断は常に啓蒙されているわけではありません。そのような中で、統計が客観的に示している数値は、一般意志を導く啓蒙として作用する可能性があります。

昨年の暮れ、名郷先生がTwitterで、**「統計学的統制」**と**「統計学的自由」**についてツイートしておられました。この往復書簡でたびたび言及されてきたように、統計学によって多様で自由な判断がもたらされているかといえば、必ずしもそうではありません。むしろ自由な思考は削がれる傾向にあり、統計学が統制する「小さなディストピア」的な世界像が浮き彫りとなります。

ただ、先生もツイートされていましたが**「自己決定ができる世の中より、なんとなく決まっているという世の中の方が生きやすい」**ことは確かだと思います。そのような中で「統計」は、公共と個をどのように架橋するのでしょう。あるいは統計が導く一般意志の行方はどのようなものなのでしょうか。この往復書簡の最後に、先生のお考えを伺うことができたら嬉しく存じます。

敬具

2022年1月3日

JCOPY 498-01416

「能動／受動、統計学的統制、自己決定」と、「中動態、統計学的自由、一般意志」を行きつ戻りつ
—長いあとがきのようなつけたしの最終便

from Nago to Aoshima

拝啓

十便というきりのいいところで終わったはずでしたが、書けば書くほどに、書きたいことが出てきて収拾がつかない。そうかといって、書き続けたところで、考えれば考えるほどに、わけが分からない。何か明確な結論にたどり着けるあてがあるわけではありません。

困ったことになってしまいましたが、これまで書いたことを振り返ってしまい、ここで終わらせることに対するどうにもならない違和感をとりあえず収めるために、もう少しやり取りを続けてはどうかという提案をしてしまったわけですが、こうして返事を書き始めて、若干の後悔があります。付け加えたところでどうにかなるものではないとい

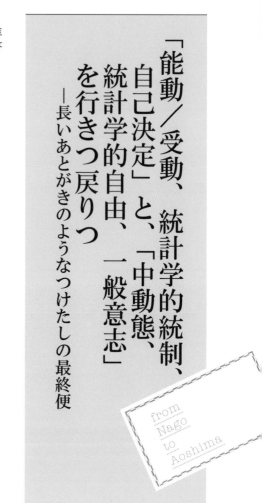

うのもまた明らかだからです。

パソコンで書くことのメリット・デメリット

今回の手紙のやり取りにあたって、何を書くかをあらかじめ決めないということは常に意識していました。頂いた手紙を読んで、初めて何を書くか考えるというやり方です。書きたいことが次から次へと現れて終わりが見つからないのは、このやり方がある程度実現できたということかもしれず、追加しない方がお互いのためという気もします。しかし、書き始めてしまいました。もう少し続けることにします。

パソコン上で書いて保存するというやり方は、すでに出した手紙を自分でいつも読み返せるメリットがある反面、常に書き直したいという気持ちやもう少し追加したいという気持ちに振り回されるというデメリットがありますね。しかしそのデメリットも、振り回された結果、また何か新たな気付きにつながるメリットもあるわけで、偶然、誤配を繰り返し重視してきたこともあり、とりあえずそのメリットに賭けてみようと思います。

JCOPY 498-01416

能動態でなく中動態で書く

高齢者の孤立性収縮期高血圧の人が降圧薬を飲んだ方が良いかどうかから始まって、新型コロナ感染症予防のためにワクチンをうった方が良いのかまで、30年にわたって同じ問題を考え続けたことを、青島さんの手紙に返信することで、さらにその先に進めようというのが、これまでやり取りしてきたことだったと思います。青島さんが取り上げてくれたカーボンニュートラルの問題も様々な取り組みで二酸化炭素濃度が何%減るというように、降圧薬で脳卒中が何%減るというのと同型です。

ただ、「先に進めよう」と書きましたが、そういう気持ちがあったわけではなく、振り返ってみたらそういうことになっていただけです。現実は「進めよう」という意志などなく、勝手にそうなってしまっただけで、「中動態」と言えば説明がつきます。自分の実感としても、頑張って能動的に考えたというわけではないし、受動的に誰かに考えさせられたわけでもありません。

何が中動態をもたらしているか

私には、脳卒中をなくしたいとか、コロナを絶滅させたいとか、カーボンニュートラルを実現したいとかいう気持ちがあまりありません。はっきり言って希薄です。能動的にこの問題に取り組もうというより、なんだか医者になって巻き込まれてしまっただけです。ただ受動的かといわれると、カーボンニュートラルについてはそういうところがありますが、脳卒中やコロナについては、医者になってからEBMと出会い、憑りつかれたように医学論文を読むようになっただけです。「憑りつかれた」というのは受動的とも取れますが、少なくとも医学論文を読まされていたという意識はみじんもありません。

医学的な問題に対するスタンスがカーボンニュートラルを含めた多くの問題に対するスタンスに影響して、何かに自ら積極的に取り組むのはやめておこうという姿勢につながり、全般的に「中動態」的な対応が身についていたのでしょう。目的を持たない、偶然を生かす、適当がいい、手紙のやり取りを通して繰り返し書いてきたことも、「中動態」と言えばすべて説明できる気もします。

統計学的統制から統計学的自由へ

目的や関心がはっきりしているところに、あるいは能動的にと言ってもいいかもしれませんが、統計学的な数字を取り入れると、だいたいその目的や関心に沿って数字を読んでしまいます。脳卒中を予防したいと思って論文を読めば、降圧薬で30％脳卒中が予防できるという部分が目につき、降圧薬を飲まない人も5年くらいでは90％以上脳卒中にはならないという部分は見逃してしまうでしょう。ワクチンの危険性に関心があって

JCOPY 498-01416

情報を集めると、ワクチン接種後に何人が亡くなったという部分が印象に残ります。

ここには、能動的に情報に接することでむしろ統計学的な数字に大きく左右されてしまうという逆説があります。これを「統計学的統制」と呼びたいと思います。

私自身が長く高血圧の医学論文を繰り返し読むようになったのは、高血圧の患者をたくさん診るということがありますが、脳卒中予防にあまり関心がなかったのも大きなことでした。脳卒中を予防したいということが基盤にあれば、これほど同じ論文を、ああでもないこうでもないと繰り返し読むことはなかったと思います。そもそも脳卒中を予防することが重要なのかどうかよく分からないということが、一番重要であったと思います。

自分自身の情報に対する態度からすると、関心の薄さや中動態的な態度は、統計学的な数字を多面的にとらえる余裕を生み、数字に縛られる危険を減らし、かえってより良い対応につなげられる可能性を大きくしたのかもしれません。これを、「統計学的統制」に対し、「統計学的自由」と呼んでみます。

そもそも統計学的な検討というのは、多くの人を集め、数学的な検討を加えなければ分からないほど違いが小さいために行われるものです。高血圧にしろ、コロナワクチンにしろ、目の前の人を眺めていても効果が分からないほど小さいので、何千人何万人を集めて検討して、小さな差を見い出さないといけなくなっているわけです。

そんな小さな差に統制されるのはばかばかしい。いろいろ自由に考え、解釈してみる自由こそ、統計学検討に最も必要なことではないでしょうか。そこで、自分自身の関心だけにとらわれず、むしろ自分の関心を捨て、自分以外の様々な関心で考えるのが自由につながり、「全体」へのアプローチを可能にしてくれるかもしれない、そんな見通しがあります。

自己決定から一般意志へ

「全体」とは何かを考えるうちに、統計学的な数字は「全体」を表しているようで、むしろ「全体」から離れるものだということが、30年の論文の読み解きの中で明らかになりました。さらには、自分の関心が強いことほどその危険が高いのです。

ここで思い浮かんだことは、青島さんも取り上げているルソーの「一般意志」です。そこで、私も以前読んだ『一般意志2.0』を見直してみました。そこには以下のような記述があります。

> 「一般意志」は少なくとも正しいか正しくないかということとは関係ない「差異の総和」だ

「一般意志」とは、それぞれの意見の総和や平均ではなく、「差異の総和」であるというのですから、標準偏差、標準誤差を思い浮かべる記述です。しかし、そうではないでしょう。指標でなく全体、数字にできないものと考える必要があります。

ここでワクチン接種を例に考えてみます。新型コロナウイルスワクチンは、高齢者の90％、対象者全体の80％が2回の接種をしました。これは個人個人の自己決定の結果と解釈することもできますが、日常診療での自分の経験からすると、どうも個人個人の自己決定の総和とは思えない面があります。

例えば、日々の診療でも、多くの患者は自分で決めるというよりは、ほかの患者と一緒にしてくれればいいという人が最も多いように思います。ワクチン接種でも同じことが起きており、それぞれが意志をもってワクチンをうつことを決めた総和としての結果ではなく、むしろ周囲との関係、周りとの意見の違い、いうなれば「差異の総和」としての「一般意志」と考えるのが、現実を最もよく表しています。

コロナに対する高いワクチン接種率は、能動的で統計学的データに左右された自己決定の結果というよりは、「中動態」的な立場で、ワクチンの義務化という統制もない中、「統計学的自由」も維持しながら、自己決定というよりは、「一般意志」に基づいて行動した結果と考えると、ワクチン接種に関し、日本ではある種の理想が実現されたのかもしれないと思います。

もちろん、それこそが「生権力」の言いなりだという批判も可能です。「一般意志」は「正しいか正しくないかということとは関係ない」ということですから、これが「一般意志」だとしても吟味は必要です。また「統計学的自由」といっても、統計データを無視した軍が戦争を起こし、統計データに統制されていれば戦争を防げたのではないかという日本の歴史もあり、「統計学的自由」も「正しいか正しくないかには無関係」です。さらに「中動態」も、責任の所在をあいまいにして、悪事に利用されることも容易に想像できます。「中動態」だから、「統計学的自由」だから、「一般意志」だからよいというわけではない。これもまた重要です。

とりあえずの結論

書きながら、「能動/受動、統計学的統制、自己決定」から、「中動態、統計学的自由、一般意志」へ、という一方向の結論が浮かんでいたと思います。しかし、それではまた終われなくなってしまう。ここでとりあえずの終わりにするためには、「能動/受動、統計学的統制、自己決定」と「中動態、統計学的自由、一般意志」を行きつ戻りつ、ということでなければだめですね。一方向に触れることなく、宙ぶらりんに耐え、どっちつかずのところで考え続けること、それが結論です。

ただ、宙ぶらりんはきついなあ、そんな気もします。それなら次のように考えてみてはどうか。

どういう考え方をとるにせよ、大して違いはないのだから、両方の考え方を、それぞれ利用して、適当に考え、適当に行動すればよい。そういっても、宙ぶらりんに耐え、

JCOPY 498-01416

どっちつかずのところで考え続けるといっても、大差ない。

いろいろ考えないといけないようなことは所詮どちらでもいいのだ。そして、多くの人が、「どちらでもいいよね」と言えるような世の中を目指したい。ここが今の時点のとりあえずの結論のようです。

また機会があれば続きをやりましょう。では。

敬具

2022年1月5日

あとがき

原稿校正のさなかに、ロシアがウクライナに侵攻した。日常と非日常、またそういうことを考えないではいられない。あとがきというより、さらに手紙をやり取りしたい気分になる。黙っていることもむつかしいし、何か言うのも困難だ。日常生活を何事もなく続けるのも、デモに参加するのも、どちらも苦しい。

そういう場面で、気の置けない人に対する「手紙」というのは、一つの救いであることを改めて実感する。何かしゃれたこと、ユーモアや皮肉を言うでもなく、言わないでもなく、結論を求めることもなく、ただこんなことを思ったという気楽なことを書き散らかすだけの「手紙」。

そんな「手紙」が自分自身の救いにはなるとしても、他人に読んでもらうような本になるかどうか、まったく怪しいものであるが、反面、実用性も何かの主張もはっきりしない、暇に任せてつづった駄文こそが、何かの役に立つのではないかという気もする。

戦争が続く今、何事もなく過ごしている者が書く退屈なものより、爆弾が飛び交う中で叫ばれたもの、書かれたものに多くの人の関心が集中している。日常に対する無関心と非日常に対する関心だ。

しかし、この非日常を収める術は、非日常の検討にあるだけでなく、この何もなさそうな日常を見直すことにこそあるのではないか。

たとえば「何もない」ことの意味。私自身、この原稿の大半を書いた後、昨年末をもって第一線の臨床医から退き、家でダラダラしている。「何もない」毎日を過ごしているのだ。しかし、「何もない」と言いつつ、その「何もない」ことが今の自分に最も重要なことだと気付く。たとえば「何にもすることがなくて」と言いながら妻と一緒に食べる夕食。戦争が奪うのもそういうものだ。

世の中の「何もない」ことに対する「憎悪」こそが戦争を引き起こす、そんなことを考える。「何もない」中でイライラせずに過ごしている人は戦争など起こさないだろう。戦争を起こすのは「何もない」に耐えられず、何かしないではいられない人たちではないか。

あとがきと言いながら、また新たな疑問が立ち上がった。また誰かに手紙でも書こうかな。読んでいただいて、そんな今の私自身のような気持ちになっていただければ、望外の喜びである。

２０２２年３月７日

名郷直樹

著者紹介

青島周一（あおしま　しゅういち）

医療法人社団徳仁会中野病院薬剤師。２００４年城西大学薬学部卒業。保険薬局勤務を経て、２０１２年より現職。特定非営利活動法人アヘッドマップ共同代表。薬学生新聞、日刊ゲンダイ、日経ドラッグインフォメーション、m3.comなどでコラムを連載中。

主な著書（単著）は、『ＯＴＣ医薬品どんなふうに販売したらイイですか？―「全くない」と「ほとんどない」の間にある、ふわふわした効果を探す物語』（金芳堂・２０２１年）、『視野を広げるエビデンスの読み方―医学論文を読んで活用するための10講義』（中外医学社・２０２０年）、『薬の現象学 存在・認識・情動・生活をめぐる薬学との接点』（丸善出版・２０２２年）など。

名郷直樹（なごう　なおき）

武蔵国分寺公園クリニック名誉院長。名古屋に生まれ、栃木の自治医科大学で学ぶ。２０１１年東京の西国分寺で開業。ＥＢＭに憑りつかれ、多くの論文を読みつつ臨床医として働いてきたが、その限界を感じ、２０２１年末をもって院長を引退し、現在は臨床から離れ自宅でゴロゴロする毎日。『いずれくる死にそなえない』（生活の医療社・２０２１年）や、本書がベストセラーになって、印税生活ができないかな、などと夢想している。

日本音楽著作権協会（出）許諾第 2202354-201 号

エビデンスをめぐる往復書簡《おうふくしょかん》
EBM 実践《じっせん》の向《む》こう側《がわ》 ©

発　行　2022 年 4 月 20 日　　1 版 1 刷

著　者　青《あお》 島《しま》 周一《しゅういち》
名《な》 郷《ごう》 直《なお》 樹《き》

発行者　株式会社　中外医学社
代表取締役　青木　滋
〒 162-0805　東京都新宿区矢来町 62
電　話　03-3268-2701（代）
振替口座　00190-1-98814 番

印刷・製本/三和印刷株式会社　＜ HI・YK ＞
ISBN978-4-498-01416-9　Printed in Japan

JCOPY ＜（社）出版者著作権管理機構 委託出版物＞
本書の無断複製は著作権法上での例外を除き禁じられています. 複製される場合は, そのつど事前に, （社）出版者著作権管理機構（電話 03-5244-5088, FAX 03-5244-5089, e-mail: info@jcopy.or.jp）の許諾を得てください.